U0110764

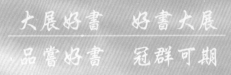

大展好書　好書大展
品嘗好書　冠群可期

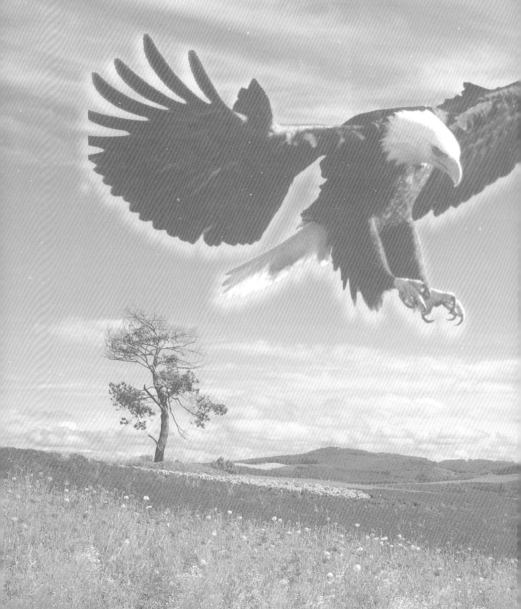

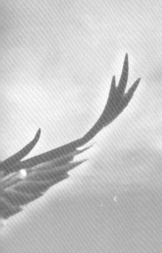

大展好書　好書大展
品嘗好書　冠群可期

健康加油站43

中醫名家養生秘方

章文春　胡素敏　主編

大展出版社有限公司

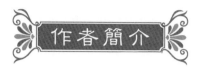

章文春

　　教授，長期從事中醫養生康復、《黃帝內經》的研究工作。擔任江西中醫學院基礎醫學院副院長，兼任全國中醫氣功教育研究會副秘書長、中華中醫藥學會中醫基礎理論分會常委、世界醫學氣功學會常務理事。多次受邀出訪歐洲講授中醫養生康復學和中醫氣功學。

胡素敏

　　副教授，長期從事中醫各家學說及中醫脾胃病證的研究工作。近年來，主持省部級課題多項，在核心刊物上發表學術論文十餘篇。

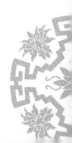

本書編寫人員

主　編　章文春　胡素敏

副主編　張恒青　丁成華　鐘志兵

編　者（以姓氏筆劃為序）

丁成華　王　飛　王　斌　石　強

胡素敏　姚鳳雲　孫有智　許新暉

張恒青　章　瑩　章文春　鮑曉雷

謝　含　謝　英　謝　斌　鐘志兵

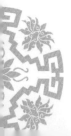

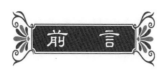

前言

中醫養生之道，博大精深；中醫養生之術，源遠流長。在漫長的歷史發展過程中，中國古代勞動人民經過一代又一代的不懈努力，以自己的聰明睿智創造出了一系列對抗疾病和衰老的獨特方法，並由不斷總結，逐漸使其完善。這些保健延年的方法被稱爲「養生」，養生的理論和方法就叫做「養生之道」。

中醫養生學是在中醫理論指導下，研究人類生命規律，尋找增強生命活力，預防疾病的方法，同時探索衰老的機制及益壽延年的原則與理論的一門學科。我國傳統的養生文化是中國醫學寶庫中的瑰寶，傳統養生文化的發展與中國醫學的發展是一脈相承的。

我國現存最早的醫學典籍《黃帝内經》，其開篇《素問·上古天眞論》即從養生要旨出發，引出對人體生命的探索。中醫養生保健是中醫學形成和發展過程中的主旋律之一，是中醫學的重要組成部分。

縱觀中國醫學發展歷史，歷代著名的醫學家大多也是當時有名的養生家，如東漢的華佗、東晉的葛洪、唐代的孫思邈、明代的李時珍等，這些名醫酷好研究探索養生之術，他們從中醫人體生命觀出發，結合自身的實踐，總結出了豐富的養生之術，特色各養生智慧前言異、妙不可言。現代的很多保健護體理念及方法，都受到了古代中醫養生經驗的啓迪。

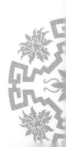

　　本書精選了在養生學說上有重要建樹的十五位古代醫家，用通俗的語言對各位醫家養生思想和特色進行簡明而系統的介紹，爲讀者提供了養生的範例。

　　本書内容，每章以醫家經典養生名言、瞭解名醫、養生之道來介紹這些古代養生大家。其中「養生名言」選用了反映該醫家養生特色的經典原文，並附以對原文的解釋和引申，目的在於便於讀者更方便、快捷地領會古代名醫的養生眞諦；「瞭解名醫」中簡要地介紹了該醫家的生平及其學術成就，使讀者對該醫家有較爲全面的認識，從而能更深刻領會其養生精粹；「養生之道」對其獨特的養生思想和手段條分縷析，便於讀者領會其養生思想、把握方法和手段。書中提示了許多現代養生知識，增強了本書的知識性和趣味性。

　　健康與長壽，自古以來就是人類的共同願望。特別是隨著精神生活的日益豐富和物質生活水準的不斷提高，人們越來越渴望著健康，盼望著長壽。希望本書的出版，有助於讀者從歷代名醫養生的實踐中得到啓迪，並對研習、實踐養生之道有所幫助。由於作者水準和時間有限，不足之處請廣大讀者批評指正。

編者

於江西中醫學院

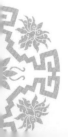

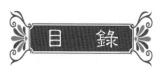

目 錄

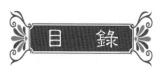

目 錄

第一章　華佗養生之道──運動養生 …………… 11

中華五禽戲名揚中外，要領是模仿虎撲動前肢、鹿伸轉頭頸、熊伏倒站起、猿腳尖縱跳、鳥展翅飛翔等動作進行運動，堅持鍛鍊就可保持全身氣血流暢。

第二章　張仲景養生之道──內養外慎 ………… 27

內養正氣是養生的根本目的，任何一種養生保健方法的最終目的都是保養正氣；正氣充足，就能抵禦一切有害因素對身體的損害。

第三章　葛洪養生之道──不傷為本 …………… 39

修身養性務必從生活細節中謹慎防範，既不能因為好處少而不去做，也不能因為是小損傷而不去防範。

第四章　孫思邈養生之道──動靜相宜 ………… 51

養生之道講究動靜相宜，養生要身心並重，以少慾而養心，以靜而練內，以動而形外。

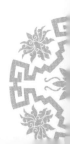

第五章　李杲養生之道──補脾益胃 ……… 61

若飲食起居不慎、過度勞累、喜怒哀傷過度，會損傷人體的脾胃，脾胃受損則不能消化食物，也不能有效輸送營養物質到全身臟腑。本章還介紹了具體的飲食調理方法，適合不同體質的人對症飲食進補。

第六章　朱丹溪養生之道──淡薄飲食 ……… 73

陰精對人體的健康具有重要作用，本章根據人體從兒童到老年不同階段的生理特點，指出飲食養生應因人而異，但總不離養陰抑陽、保護陰精。

第七章　冷謙養生之道──導引養生 ……… 85

導引養生是非常重要的養生方法之一，練習時注意動作柔和、自然流暢、動靜結合、形神兼備，並注意動作、呼吸和意念的相互配合。

第八章　萬全養生之道──養生四要 ……… 101

養生四要既注重道德修養的調心養神，又有以動作導引為主的運動養生，並且強調人體在多種養生保健方法的綜合調理中突出食養。

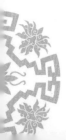

第九章　李時珍養生之道——藥食保健 ………… 113

飲食中用無毒易食的穀肉果菜延年益壽，採用健脾和胃與補益肝腎的方法增本抗老，藥粥養生對人們養生非常有益。

第十章　李梴養生之道——守神養精 …………… 127

人們在日常養生中要注意將精神意識守護於體內，人的身形與心神合凝而安定，不貪多、不躁動、不妄為，這樣就可以防病治病而健康長壽。

第十一章　龔廷賢養生之道——形神並養 ……… 135

攝養應該做到淡薄美味、少勞心神、節制慾望、戒除喜怒、愛惜元氣、不多言語、看輕得失、祛除妄想、遠離好惡、收斂視聽。

第十二章　張介賓養生之道——護腎保精 ……… 145

護腎保精，人體既要保護先天之精的過度喪失，也要認識到後天脾胃對先天之精的濡養作用，因此後天飲食調理對護腎保精也很重要。

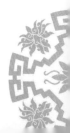

第十三章　汪綺石養生之道——六節八防 ……… 151

六節即節制性慾、煩惱、憤怒、辛勤、思慮和悲哀；八防即春防風防寒，夏防暑熱及貪涼，長夏防濕，秋防燥，冬防寒防風。

第十四章　葉桂養生之道——善調晚年 ………… 167

中老年人的體質多是腎元虧虛、脾胃不足。中老年飲食中多以血肉有情之品補腎填精，以及甘溫柔潤之品健脾養胃。

第十五章　曹慈山養生之道——積極有為 ……… 177

中老年人應調整心態，老有所為、積極養生。本章介紹的坐、立、臥導引功法，中老年人堅持鍛鍊，可以達到益壽延年的效果。

參考文獻 …………………………………………… 188

中醫名家養生秘方——揭開歷代名醫的養生長壽之道

10

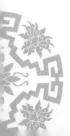

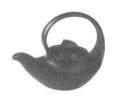

第一章

華佗養生之道——運動養生

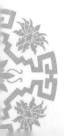

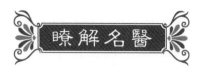

瞭解名醫

華佗（？—208年），字元化，漢末醫學家，安徽省亳縣人。精通內、外、婦、兒、針灸各科，尤其精於外科，擅長手術，被後人稱為「外科鼻祖」。他終生在民間行醫，還發明了麻醉劑，創造了「五禽戲」，深受廣大人民的愛戴。

相傳華佗年輕時有一次上山採藥，爬到半山腰時發現了一個洞穴，洞內有兩位白髮長鬚的老人正在談論醫道，他就站在洞外聽，直聽得入了神。

後來兩位老人不僅向華佗傳授了許多奇妙的醫術，還傳給他一套健身方法，這就是後來馳名千古的醫療保健體操——五禽戲。

華佗生活在東漢末年，當時戰亂頻繁。戰爭給人民帶來了許多傷病，但由於沒有麻醉藥，患者非常痛苦。華佗發明了酒服麻沸散的麻醉術，大大提高了外科手術的技術和療效，並擴大了手術治療的範圍。

據日本外科學家考證，麻沸散的組成主要是：曼陀羅花一升，生草烏、全當歸、香白芷、川芎各四錢，炒南星一錢。

華佗是世界上第一個發明麻醉劑並使用它進行全身麻醉的醫學家。直到1846年美國才有人開始做全身麻醉。比起華佗的麻醉術要晚一千多年。

自從有了麻醉法，華佗的外科手術更加高明，治好的

病人也更多。碰到那些用針灸、湯藥不能治癒的疾病，他就叫病人先用酒沖服麻沸散，等到病人麻醉後沒有什麼知覺了，就施以外科手術，割掉發病的部位。如果病在腸胃，就開腹洗滌胃腸，然後加以縫合，敷上藥膏。一般四五天，傷口癒合，一個月左右，病就全好了。

華佗在當時已能做腫瘤摘除和胃腸縫合一類的外科手術了。華佗的外科手術，得到歷代的推崇。後世尊華佗為「外科鼻祖」。

華佗把自己一生豐富的臨床經驗，寫成了不少著作，如《華佗內事》五卷、《觀形察色與三部脈經》一卷、《老子五禽六氣訣》一卷等。可惜這些著作因時代動盪變遷失傳了。今傳《中藏經》、《華佗神醫秘傳》等，皆為後世托名之作。

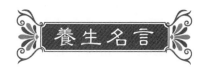

養生名言

人體欲得勞動，但不當使極耳。動搖則穀氣得消，血脈流通，病不得生。譬猶戶樞，終不朽也，是以古之仙者為導引之事，熊經鴟顧，引挽腰體，動諸關節，以求難老。吾有一術，名五禽之戲，一曰虎，二曰鹿，三曰熊，四曰猿，五曰鳥，亦以除疾，兼利蹄足，以當導引。體有不快，起作一禽之戲，怡而汗出，因以著粉，身體輕便而欲食。

——《後漢書・華佗傳》

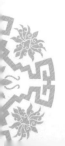

　　這是華佗向弟子吳普傳授的強身健體之術。提示人們需要經常參加體育運動（或勞動），但應避免過於勞累。經常活動，可以加快食物消化，使血流循環暢通無阻，從而不生病。

　　這就像門樞的軸，時常使用轉動，就不會僵澀失靈。但不要過於勞累，如現代社會屢屢出現運動員猝死的事件，就是由於他們的身體過於勞累導致的。

　　五禽戲是華佗所創的養生秘功。五禽戲動作是模仿虎撲動前肢、鹿伸轉頭頸、熊伏倒站起、猿腳尖縱跳、鳥展翅飛翔等動作。

　　由於這五種動物的生活習性不同，活動的方式也各有特點，或雄勁豪邁、或輕捷靈敏、或沉穩厚重、或變幻無端、或獨立高飛。人們模仿它們的姿態進行運動，由肢體運動全身得以氣血流暢、祛病長生。

　　史料記載，吳普依照五禽戲進行長期鍛鍊，九十餘歲時依然耳聰目明，牙齒完堅。

　　華佗的另一弟子樊阿，一邊鍛鍊，一邊服用華佗的良藥，竟然一直活到百餘歲。

　　五禽戲也是中國民間流傳時間最長的健身方法之一。1982 年，中國衛生部、教育部和當時的國家體委發出通知，把五禽戲等中國傳統健身法作為在醫學類大學中推廣的保健體育課的內容之一。

　　2003 年中國國家體育總局把重新編排後的五禽戲等健身法作為「健身氣功」的內容向全國推廣。

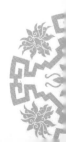

中醫名家養生秘方——揭開歷代名醫的養生長壽之道

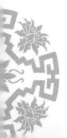

養生之道——運動養生

華佗不僅是傑出的醫生，還是一位出色的養生學家。據《後漢書》記載：「他曉養生之術，年且百歲而猶有壯容，時人以為仙。」運動養生觀就是他健康長壽的秘訣之一。

華佗一生熱愛體育鍛鍊，善於總結前人關於強身保健的經驗，創編了馳名千古的醫療保健體操——五禽戲。結合五禽戲，下面介紹華佗運動養生中最主要的精華內容。

一、經常運動

華佗向弟子吳普傳授的強身健體術中指出，運動能增強消化功能、促進血液循環和預防疾病。這就告訴人們要經常參加體育運動。

「譬猶戶樞，終不朽也。」華佗用門樞在活動中不蛀

現代醫學認為進行體育運動時應保持一定的頻度，頻度可根據運動後疲勞的具體恢復程度而定。一般說，上次運動的疲勞基本消除，即可進行下次運動。

正常情況下，每日1次或隔日1次的運動安排是可行的。如果運動間隔1週或更長時間，運動不經常，就失去了強身健體的意義。

不爛的現象說明了運動對身心健康的重要性。

1. 五禽戲的動作要領

華佗依照虎、鹿、熊、猿和鳥五種動物的習性和動作編創了五禽戲。

五禽戲由五組動作組成，分別是虎戲、鹿戲、熊戲、猿戲和鳥戲。每種動作都是配合氣息調理，左右對稱地各做一次。現以左式為例，分述如下。

其一、虎戲

身體自然站立，兩腿屈膝下蹲，重心移至右腿，左腳虛步，腳掌點地，靠於右腳內踝處，同時兩掌握拳提至腰兩側，拳心向上，眼看左前方（圖1）。

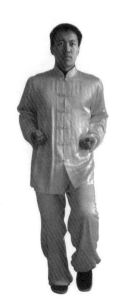

圖1

左腳向左前方斜進一步，右腳隨之跟進半步，重心坐於右腿，左腳掌虛步點地，同時兩拳沿胸部上抬，拳心向後，抬至口前時兩拳相對翻轉變掌向前按出，高度保持與胸平齊，掌心向前，兩掌虎口相對，眼看左手（圖2）。

其二、鹿戲

身體呈站立姿勢，右腿屈膝，身體後坐，左腿前伸，左膝微屈，左腳虛踏；左手前伸，左臂微屈，左手掌心向右，右手置於左肘內側，右手掌心向左。

兩臂在身前同時逆時針方向旋轉，左手繞環較右手大些，同時要注意腰胯、尾骶部的逆時針方向旋轉，久而久之，過渡到以腰胯、尾骶部的旋轉帶動兩臂的旋轉（圖3）。

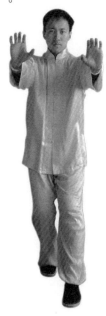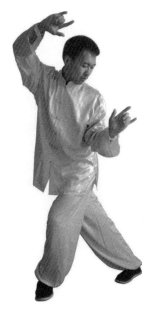

圖2　　　　　　　　　　　　圖3

其三、熊戲

雙臂自然下垂，兩腳平行站立，兩眼平視前方。先右腿屈膝，身體微向右轉，同時右肩向前下晃動，右臂也隨之下沉，左肩則向外舒展，左臂微屈上提。然後左腿屈膝，其餘動作與上左右相反。如此反覆晃動，次數不限（圖4）。

其四、猿戲

兩眼平視前方，兩臂自然下垂。兩腿屈膝，左腳向前輕靈邁出，同時左手沿胸前至口平處向前如取物樣探出，將達終點時，手掌成鉤手，手腕自然下垂（圖5）。

右腳向前輕靈邁出，左腳至右腳內踝處，腳掌虛步點

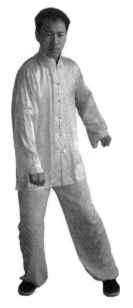
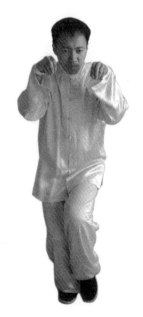

圖4　　　　　　　　　圖5

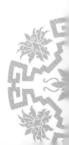

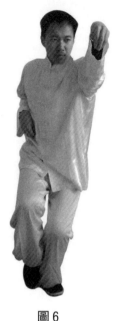

圖6

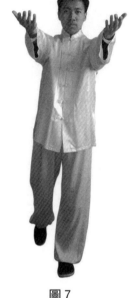

圖7

地，同時右手沿胸前至口平處向前如取物樣探出，將達終點時，手掌成鉤手，左手同時收至左肋下。

　　左腳向後退步，右腳隨之退至左腳內踝處，腳掌虛步點地，同時左手沿胸前至口平處向前如取物樣探出，最終成為鉤手，右手同時收回至右肋下（圖6）。

　　其五、鳥戲

　　兩眼平視前方，兩腳平行站立。左腳向前邁進一步，右腳隨之跟進半步，腳尖虛點地，同時兩臂慢慢從身前抬起，掌心向上，與肩平時兩臂向左右側方舉起，隨之深吸氣（圖7）。

　　右腳前進與左腳相並，兩臂自側方下落，掌心向下，

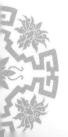

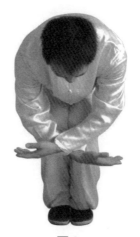

圖 8

同時下蹲，兩臂在膝下相交，掌心向上，隨之深呼氣（圖8）。

2. 五禽戲鍛鍊的效果

經常練習五禽戲對人體健康大有裨益。

每種練習，所起的功效有所側重。

- 虎戲

經常練習能使人強筋健骨，精力旺盛；可以增強人體肝膽的疏泄功能，對糖尿病等內分泌疾病有較好的輔助治療效果。

- 鹿戲

經常練習能增強體力，益腎固腰；適合中老年人長期練習，對關節炎等結締組織疾病效果較好。

- 猿戲

經常練習能使頭腦靈活，增強記憶力，可以悅心情、

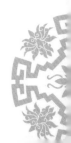

暢心志，改善心悸、心慌、失眠、多夢、盜汗、四肢發冷等症狀。

● 熊戲

經常練習能增進消化，促進睡眠，增強脾的運化功能，使不思飲食、腹痛、腹脹、便秘、腹瀉等症狀得以改善。

● 鳥戲

經常練習能調和呼吸，疏通經絡，增強肺的呼吸功能，有效緩解鼻塞、流涕、胸悶氣短等症狀。

3. 練習環境場所

一般來說，練習五禽戲時最好在空氣新鮮，草木繁茂的場所。每天四五次，每次10分鐘即可達到鍛鍊的效果。

由於華佗堅持練習五禽戲，臉如古銅，黑髮滿頭，牙齒堅固，步履穩健，身體十分健康。五禽戲的顯著功效說明了生命在於運動。

現代醫學研究證明，五禽戲是一種行之有效的鍛鍊方式。它能鍛鍊和提高神經系統的功能，提高大腦的抑制功能和調節功能，有利於神經細胞的修復和再生。它也能提高人體的肺功能及心臟功能，改善心肌供氧量，提高心臟排血力，促進組織器官的正常發育。同時還能增強腸胃的活動及分泌功能，促進消化吸收，為機體活動提供養料。

二、適度運動

1. 為什麼運動要適度？

華佗指出人們的運動必須在適宜的限度內，不可過度疲勞。運動適度，可以達到氣血流通，元氣充沛的效果；運動過度，使得氣血沸騰，反而耗傷人們的真氣。

五禽戲正是一種適度的運動方式，剛柔相濟，既有虎戲的剛健、鹿戲的敏捷，又有熊戲的敦實、鳥戲的飄逸、猿戲的靈動。

動作在練習時，注意不要用猛勁，而是順其自然。

美國科學家的一項最新研究結果顯示，諸如步行這樣的適度運動，比劇烈運動更有益於心臟健康。研究發現，適度運動有效改善了參加者的甘油三酯和高密度脂蛋白的水準。身體狀況的改善主要取決於參加者運動量的大小，而不在於運動劇烈程度。

2. 運動量適度的標準如何把握？

華佗對弟子廣陵、吳普說過，運動後身上有汗出，讓皮膚濕潤，運動量就達到了。

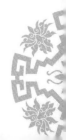

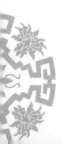

據說，有一次華佗自己因操勞過度不慎著涼得了感冒，於是他首先在自己身上採用了運動療法。

開始時先做一些比較輕微緩慢的動作，然後做一些全身性的運動，最後再進行一些跳躍、攀登等稍劇烈運動。不一會兒全身出了一場透汗，身體立即感到輕快。不久，感冒果真治好了。

可見，不運動是不行的，過量的運動也是不科學的。長壽的人運動有一共同特點，那就是運動適度。

> 現代醫學理論證實，運動量以微微出汗，不覺疲乏為度。一般來說，中老年人運動時間每次不要超過1小時。鍛鍊時覺得自己的身體有些發熱，微微出汗，鍛鍊後感到輕鬆舒適，這就是適度的標準。

三、寓情於動

五禽戲尤其強調寓情於動，做戲者要把自己的意念融合到所做的動作中去。如做熊戲時要表現出熊的渾厚、沉穩，做鳥戲時要表現出鳥的悠然自得。這樣神情貫注，才能使自己有重返大自然的感覺，這就是華佗所說的「怡」。真正達到神怡忘我的境地，就能取得神奇的鍛鍊效果。

　　近年來，研究者對五禽戲的練習方法進行研究，提出練習者要達到很好的鍛鍊效果，還要注意形神兼備。

　　●練虎戲要表現出威武、勇猛的神態，如目光炯炯、搖頭擺尾等，動作剛柔結合，變換自如；

　　●練鹿戲要仿效鹿那種心靜體鬆的舒展姿態，要把鹿的探身、仰脖、縮頸、奔跑、回首等神態表現出來；

　　●練猿戲要模仿猿的敏捷好動，要表現出縱山跳澗、攀樹登枝、摘桃獻果的神態；

　　●練熊戲要表現出渾厚、沉穩、剛毅的神態；

　　●練鳥戲要仿效飛禽那樣的昂然挺拔、悠然自得，表現出亮翅、輕翔、落雁、獨立等動作神態。

　　因此練習五禽戲時，要排除雜念、精神專注。根據各戲不同的習練要求，將意念集中於相應的意守部位，以保證意氣相隨。同時注意要全身放鬆，情緒要輕鬆樂觀。樂觀輕鬆的情緒可使氣血通暢，全身放鬆可使動作不過分僵硬緊張。呼吸要注意平靜自然，採用腹式呼吸，均勻和緩。

　　可見，五禽戲不僅要求形似，而且要求神似。練習者

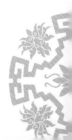

應做到以意引氣，氣貫全身，以氣養神，精足氣通，氣足生精。這樣，全套五禽戲做下來就可以達到氣血並行，陰陽平衡。

　　現在，五禽戲這種健身方法在廣大群眾中廣泛流傳，五禽戲經過長期的演化，已發展成為多種獨立的健身方法。如氣功中的鶴翔椿、大雁功就是從五禽戲中的鳥戲演化發展而成的。

　　武術中某些拳類動作也與五禽戲有淵源關係。如猴拳模仿猿猴的騰挪閃避，即吸收了五禽猿戲的特點。太極拳中的白鶴亮翅、野馬分鬃、斜飛式等動作也都與五禽戲中的一些動作有不解之緣。

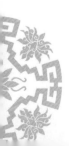

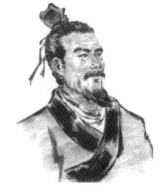

第二章

張仲景養生之道──內養外慎

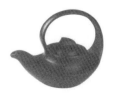

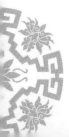

瞭解名醫

張仲景（150—219 年），名機，東漢南陽郡涅陽人（今河南省鄧縣穰東鎮）。據史料記載，張仲景天賦聰穎，勤奮好學，少年時「學醫於同郡張伯祖，盡得其傳」。明代《李濂醫史》稱：「仲景之術精於伯祖，起病之驗，雖鬼神莫能知之，真一世之神醫也。」

東漢末年，屢起大疫，成千上萬的人被病魔吞噬，造成了十室九空的空前劫難。

建安七子之一王粲描述了當時慘痛的一幕：「出門無所見，白骨蔽平原。路有饑婦人，抱子棄草間。顧聞號泣聲，揮涕獨不還。未知身死處，何能兩相完？驅馬棄之去，不忍聽此言。」

張仲景十分關注民眾，但在古代，政府官員是不能隨便進出民宅接近百姓的。於是仲景決定每月的初一和十五兩天，不理政事，大開衙門，讓有病的百姓到大堂上來，他則端坐在堂上，為百姓診治。他的舉動在當地產生了強烈的反響，老百姓無不拍手稱快，對他更加擁戴了。時間久了便形成了慣例。

後來人們就把坐在藥鋪裏給人看病的醫生，通稱為「坐堂醫生」，用來紀念張仲景。而「坐堂行醫」的治療模式，也是今日醫院的雛形。

張仲景博覽群書，廣採眾方，總結了漢代以前的醫學精華，結合自己豐富的醫療實踐經驗，著《傷寒雜病論》

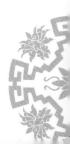

（唐宋以後將《傷寒雜病論》分為《傷寒論》和《金匱要略》兩部書）。該書確立了中醫臨床「辨證論治」的原則，是中國醫學偉大寶庫中的璀璨明珠。從魏晉及今，一千六百多年來，《傷寒雜病論》一直是學習中醫必讀的經典著作。

自隋唐以後，張仲景的著作遠播海外，中外學者整理研究《傷寒論》、《金匱要略》而成書的已超過一千七百餘家，這在世界醫學史上亦屬罕見。可見張仲景醫學思想在世界醫學界中所享有的崇高地位。張仲景是中華民族悠久文明史上最傑出的科學家之一，他的學說哺育了世代名醫，至今依然是「道經千載更光輝」。

他的書中不僅有豐富的養生思想，而且也有大量簡單、實用而有效的養生方法。從重視情志調理到飲食宜忌，從注意勞逸結合到注意避免邪氣，中醫的各種養生方法在張仲景的著作裏幾乎無一遺漏。

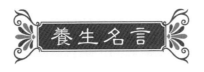

養生名言

若人能養慎，不令邪風干忤經絡，適中經絡，未流傳臟腑即醫治之；四肢才覺重滯即導引、吐納、針灸、膏摩，勿令九竅閉塞，更能無犯王法，禽獸災傷，房室勿令竭乏，服食節其冷熱，苦酸辛甘，不遺形體有衰，病則無由入其腠理。

──《金匱要略》

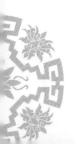

張仲景指出如果人能內養正氣，外慎風邪，邪氣就不會侵犯經絡；假如一時不慎，外邪侵入經絡，應乘其還沒到達臟腑時，及早施治。如果四肢感覺到沉重呆滯，就可以使用導引等方法進行調理。只要人們平時對房事、飲食、起居等方面，都能注意調節，再能防備意外災傷，並使體力強壯，那麼，一切致病因素，自然無法侵入體內，人們就不容易生病了。

張仲景十分注重養生，他常批評那些不重視養生的人說：「怪當今居世之士，曾不留神醫藥，精究方術，上以療君親之疾，下以救貧賤之厄，中以保身長全，以養其生……舉世昏迷，莫能覺悟，不惜其命，若是輕生。」他明確提到了「養生」一詞，並對「輕生」加以抨擊。輕生就是不珍惜生命，肆意損害生命。

可見，張仲景的養生之道全在「養慎」二字。所謂「養慎」，就是內養正氣，外慎風邪。風邪泛指各種對於生命有害的因素。

內養正氣是養生的根本目的，任何一種養生保健方法的最終目的就是保養人的正氣。而保養正氣就是保養人體的精、氣、神。

人體中的正氣得以保存，精神自然振奮，人體臟腑氣血的功能也得到保障，就能抵禦一切有害因素對身體的損害；反之，如果正氣不養，則「血弱氣盡，腠理開，邪氣因入，與正氣相搏」，發為疾病。

所以，善於養生的人，要時時刻刻保護自己的精氣不受損傷，保證正氣充足，這樣就能達到張仲景所謂「五臟元真通暢，人即安和」的效果了。

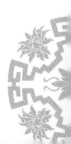

至於邪氣傷人，或阻礙血脈，導致「壅塞不通」，或導致氣血陰陽和臟腑功能失調，或損傷臟腑，或消耗人體精氣。總之，邪氣是健康的大敵，是養生的大敵。善於養生的人，要善於避免邪氣傷害，既不使外邪進入身體，又不使內邪滋生。

養生之道——內養外慎

中國古代養生學者曾經比喻，人的一生就如同自然界一樣，健康快活時如同進入春天一般，能使人精神振奮，抗病力強，因為春天時氣息融洽、可使萬物生髮；淒慘憂鬱就像進入秋天一樣，秋天人的精神相對萎靡，疾病容易發作，這是由於秋天時氣息蕭瑟，萬物凋零。

所以，人只有內養正氣，精充神旺，才能避免邪氣侵入。體現了內養外慎的養生智慧。

一、內養正氣

內養正氣的方法主要是由節制飲食、調養精神、順應四季變化這三個主要方面，使人體的真氣保存於體內，達到防病延年益壽的目的。

1. 飲食有節

飲食對養生的意義重大：「凡飲食滋味，以養於身。」關於人們的日常飲食養生，要注意以下兩個原則。

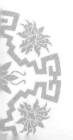

第一，注意飲食宜忌。

「服食節其冷熱苦酸辛甘」。飲食中的冷、熱、苦、酸、辛、甘等性味，都要有節制。過量食用任何一種性味的食物，都有可能導致臟腑功能的偏盛偏衰，臟腑功能失調，疾病因此而生。

合理的飲食對身體有益，反之則有害。飲食應注意兩個方面，其一是飲食得宜，其二是飲食禁忌。

如果知道哪些食物、哪些飲食方法對身體有害，提早避免，就能保護身體。所以，在談論飲食養生問題時，既要強調得宜飲食的益處，更要強調不適宜飲食的害處，規定禁忌。

張仲景在《金匱要略》中，提到一些食物是不可多吃的，如桃、李、梅、杏、橘、櫻桃、石榴、胡桃等。多吃這些食物往往會導致損肺、傷齒、動痰、傷筋等後果。如，桃子多吃會使人生熱，李子多吃會容易導致腹脹，梅子多吃會損壞牙齒，杏、櫻桃吃多了傷筋骨，胡桃吃多了容易生痰，石榴吃多了傷肺。當然，這些食物如果食用不過量，對身體是無害而有益的。

第二，合理飲食搭配。

一年分為四季，在不同的季節，飲食也要順應季節隨之發生改變，才能達到養生的效果。可以歸納為「兩五配四」的做法。

「兩五」是指五穀和五味。就是指飲食中的主食要五穀相兼，粗細搭配；菜餚的性味要五味適合，五味分別是指酸、苦、甘、辛、鹹。

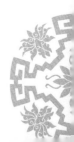

　　「配四」是飲食應與四季特點相結合。即春季飲食應以「甘涼」為主，可防陽氣過盛；夏季飲食應以「甘寒」為主，既可以清熱祛暑，又可以養陰抑陽；秋季飲食應以「甘潤」為主，可以生津祛燥；冬季飲食應以「甘溫」為主，既可以溫補陽氣，又可溫陽以禦風寒。

2. 精神調養

　　精神情志是人體生理活動的表現之一，它是在臟腑氣血的基礎上產生的。正常的精神情志活動對人體健康是有利的，所以古人非常重視精神活動的調攝，即調神。

　　張仲景曾批評過當時的一些人，「競逐榮勢，企踵權豪，孜孜汲汲，惟名利是務。」這段話反映出精神調養的重要。

　　他認為不惟名利是圖、無私寡欲才能達到清靜的境界，而保持思想清靜，便能獲得調養精神、卻病延年的目的。俗話說得好，寡欲精神爽，思多血氣傷。

　　從現代醫學的角度看，人的各種情緒活動與機體的生化反應有極密切的關聯。人在激動或緊張的時候，腎上腺素分泌增加，出現呼吸加速、脈搏加快、血管收縮、血壓增高、血糖增加的狀況。長期憂鬱的人因為抑制了腸胃蠕動和消化液的分泌，引起食慾減退、消化不良，或引發腸、胃病。

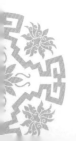

過度的喜、怒、憂、思、悲、恐、驚是養生大忌。人們若想要健康長壽，就要儘量避免情緒陷入過度的七情當中，既使是大喜也是對身體不利的。只有精神清靜、樂觀、堅強、開朗才能真正延年益壽。

近年來，中醫心理保健正在逐漸引起人們的注意，世界衛生組織給健康下的定義是：健康不僅僅是沒有疾病，而且是「個體在身體上、精神上、社會上完好的狀態」。由於「人類已進入情緒負重的非常時代」，當代社會由精神因素引起的身心疾患已是普遍存在的多發病和流行病。現代疾病譜的改變可以充分說明精神致病的廣泛性。

心腦血管疾病和惡性腫瘤已經成為人類健康和生命的主要威脅，這些疾病的產生與社會心理因素有著密切關係。因此，情志保健必須引起重視。

3. 順應四時

《黃帝內經》中說：「故智者之養生也，必順四時而適寒暑。」善於養生的人一定會根據一年四季氣候的變化規律，採用不同的方法進行養生。如能做到這一點，則「僻邪不至，長生久視」。

長生久視即延長生命，不易衰老。為何能延長生命呢？是因為「僻邪不至」，即病邪不能侵襲。而病邪不能侵襲的關鍵又在於「順四時而適寒暑」，這是中醫養生中一條極其重要的原則，也可以說是長壽的法寶。

在《黃帝內經》中，很多地方都講到了人與自然的密切關係。如「人以天地之氣生，四時之法成」，人出生之後，要靠自然物質的補充與營養，人必須不斷地與自然界

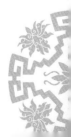

交換物質，才能維持生命的狀態。

「天食人以五氣，地食人以五味」，天之五氣就是指風、火、濕、燥、寒，這五氣構成了四季自然氣候的主要因素；地之五味就是指酸、苦、甘、辛、鹹，這五味是一切食物的基本要素。

五氣入鼻，藏在心肺；五味入口，先入腸胃。五氣、五味代表對人體有益的萬物。這些都說明人體要依靠自然界提供的物質條件而獲得生存，同時還要適應四時陰陽的變化規律，才能發育成長。

人們應該順應四時陰陽來養生，特別指出攝生預防應「春夏養陽，秋冬養陰」。

在二十四節氣中，冬至時，人的陰氣最盛，隨後漸漸陰氣下降，陽氣上升；春分時，陰陽二氣平衡，以後陽氣則逐漸旺盛；到夏至的時候陽氣最盛，之後漸漸陽氣下降而陰氣開始上升；至秋分時，陰陽二氣又恢復平衡，以後便是陰氣旺盛的階段。所以人們要預防疾病，應該按照「春夏養陽，秋冬養陰」的養生原則。

● 如何做到春夏養陽呢？

春夏陽氣盛，應順其生長之氣養陽。陽虛體質的病人，病情多在春夏減輕，秋冬加劇，治療時如果能在春夏陽旺之際培補陽氣，那麼，到秋冬就可以減輕症狀。春夏之時採用溫補脾腎的方法，治療秋冬季節容易發生的慢性咳喘病等，可以得到很好的效果。

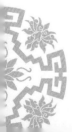

• 如何做到秋冬養陰呢？

秋冬陰氣盛，應順其收藏之氣以養陰。陰虛體質的病人，多在冬去春來的時候出現各種病症，如果在秋冬時服用滋補肝腎的藥物或食物，可減少疾病復發。

中醫認為，久病傷陰，許多慢性疾病如糖尿病、甲狀腺功能亢進、高血壓、慢性腎病等疾病都有不同程度的陰虛表現，如果在秋冬兩季堅持服用滋陰補腎的藥物和食物，可有效改善患者久病陰虛體弱的狀況，增強體質，緩解春夏病情。

> 現代生物醫學觀察表明，人體體溫、血壓、呼吸節律、心搏頻率、血糖含量、基礎代謝強度、激素分泌等都與自然界的陰陽變化，包括晝夜交替密切相關。

二、外慎邪氣

中醫所說的「邪氣」泛指一切有損健康，影響臟腑正常功能活動，導致疾病產生的不正之氣和不利因素。

常見的致病因素包括風、寒、濕、火（熱）、暑、毒氣、饑傷、酒傷、飲傷、蛔蟲、食物中毒、蟲獸傷、寄生蟲、金刃傷、房事傷、過勞、憂傷、驚恐、水和痰飲、宿食、瘀血（乾血）等。

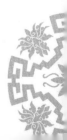

> 　　季節交替的時候是病菌最為活躍的時候。如冬春交替的時節，氣候還比較寒冷，人們為了禦寒，往往緊關門窗，室內空氣不流通，各類致病微生物繁殖，造成疾病傳播；夏秋季節氣溫高，蚊蠅滋生，病菌極易繁殖。

　　如果身體不慎受到這些因素的傷害，便可能引起各種疾病。輕者損害健康，重者甚至危及生命。養生時對這些因素不可不防。

　　因此，人們要善於避免邪氣傷害，既不使外邪進入身體，又不使人體內邪滋生，這是養生最基本的措施。要做到外慎邪氣，需注意兩點：

　　一是季節交替須防外邪入侵；二是生活要節制，防止飲食情志等內邪滋生。

　　一年有四季，四季又分為二十四個節氣。一般來說，氣候應該與節氣相適應。但有時候自然界變化多端，節氣到了，相應的氣候卻很反常，不是還沒有到，就是表現得太過。這些都可能是導致邪氣進入人體的病因。所以我們在季節交替時需注意防止疾病發生。

　　張仲景特別提倡生活要有節制，以免飲食、情志心理等不良邪氣的滋生。

　　人要誠實規矩，不貪圖小利；起居有常，起臥有時，並堅持每天鍛鍊身體；飲食要講究五味適中，五穀相配，並隨四時變化而調節，切忌貪飲暴食偏食等。這些都是張仲景重視生活節制，外慎邪氣的養生智慧。

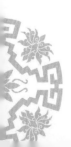

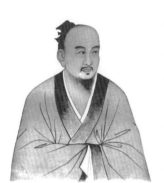

第三章

葛洪養生之道——不傷為本

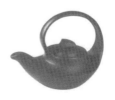

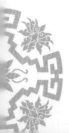

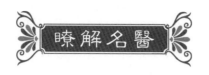

瞭解名醫

　　葛洪（284—364 年）字稚川，自號抱朴子，丹陽郡句容（今江蘇省句容縣）人，是東晉時期著名的道教學者、醫藥學家、煉丹家。葛洪出身於東晉士族世家。祖父葛系曾任三國東吳御史中丞、吏部尚書等要職，封壽縣侯。父親葛悌，為吳中書郎、邵陵太守等職。

　　葛洪十三歲時，父親去世，從此家道中落。他天資聰明，刻苦自強，特別喜歡道家的「神仙導養之法」，遇到不懂之處，便四處求教，不辭辛勞。葛洪文武雙全，百姓都稱他為文武才子。

　　葛洪的叔祖父葛玄，是三國時期道教著名人物，號為葛仙公。葛玄把他的煉丹密術傳給弟子鄭隱，葛洪又隨鄭隱學道，他天資聰穎，完全掌握道家的方術，世人稱其為小仙翁。葛洪以養生神仙著名，後人傳葛洪死後，顏色如生，身體柔軟，舉屍入棺，輕若空衣，世人以為屍解得仙。

　　葛洪博覽群書、精通醫學，曾著有《抱朴子》、《肘後備急方》等多部著作，在養生健身、修行練功方面頗有建樹。《抱朴子》是葛洪的代表作，也是道教養生思想的主要典籍。早期道教的養生著作大多失傳，包含著豐富養生思想的《抱朴子》卻幸運地流傳至今。

　　葛洪煉丹數十載，是一位名副其實的煉丹家。煉丹是把一些礦物放在密封的鼎裏，用火來燒煉。礦物在高溫高壓下發生化學變化，產生出新的物質，被喻為仙丹。

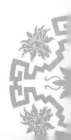

　　秦皇漢武一生追求長生不死，後代君王對仙丹更是夢寐以求，可是歷經千年也未煉出一顆不死的仙丹。雖說如此，煉丹家的辛勞也給人們帶來了收穫。在煉丹過程中，發現了一些物質變化的規律，葛洪煉製出來的外用藥物有密陀僧（氧化鉛）、三仙丹（氧化汞）等。

　　葛洪是名道士，道教是最重視現世生命存在的宗教。在道教徒看來，人的生命是最可貴的。因此，人生最重要的任務和最大的目標，是要努力養護和發展自己的生命。道教教義的核心是道。得道之人可以返本還源，和大自然達到和諧統一，永恆不變。

養生名言

　　是以養生之方，唾不及遠，行不疾步，耳不極聽，目不久視，坐不至久，臥不及疲，先寒而衣，先熱而解，不欲極饑而食，食不過飽，不欲極渴而飲，飲不過多。凡食過則結積聚，飲過則成痰癖。不欲甚勞甚逸，不欲起晚，不欲汗流，不欲多睡，不欲奔車走馬，不欲極目遠望，不欲多啖生冷，不欲飲酒當風，不欲數數沐浴，不欲廣志遠願，不欲規造異巧。冬不欲極溫，夏不欲窮涼，不露臥星下，不眠中見肩，大寒大熱，大風大霧，皆不欲冒之。五味入口，不欲偏多，故酸多傷脾，苦多傷肺，辛多傷肝，鹹多則傷心，甘多則傷腎，此五行自然之理也。

　　　　　　　　　　　　——《抱朴子內篇》

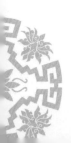

　　葛洪是我國十分著名的養生家，一生研究長壽養生的方法。他曾引用《仙經》中的一句話「『養生以不傷為本。』此要言也。」說明養生的關鍵在於「不傷」。《仙經》這部典籍早已失傳了，葛洪用「要言」一詞表達了對「養生防傷」的高度重視。

　　葛洪的養生方法來源於對生活中的精細觀察。他發現各種微小傷害積累過多對身體損害極大，因此他說：「積傷至盡則早亡。」在此基礎上，他提出了從日常生活小事著手養生的方法。

　　現代人提出的養生在於細節，也是古人的思想。具體的做法包括以下內容。

　　吐痰不吐遠，耳朵不聽得太累，眼睛看東西不看得太久，不要極目遠望；起居方面要注意走路不走太快，坐不宜太久，睡不宜過多，不要太安逸或者太勞累，不頻繁沐浴；飲食要注意調節，不要餓得受不了才吃飯，不要等口渴了才喝水，吃得太多容易腸胃不適，飲水過多容易生痰。各種滋味的食物不可過多食用：酸味食品吃多了傷脾、苦味食物吃多了傷肺、辛味多食傷肝、鹹味多食傷心、甜味多食傷腎。

　　另外，要注意不要多吃生冷的食物；在寒冷前穿衣，在出汗前脫衣；飲酒後不要站在風口；冬天室溫不要過熱，夏日切不可貪涼，天涼時睡覺不露出肩膀；不在天氣惡劣時外出做事。

　　這些日常生活小事，人們往往忽視，而葛洪卻極其重視。有人問葛洪「敢問欲修長生之道，何所禁忌？」葛洪說，任何人要想養生長壽，只能在日常行為中以「不傷」

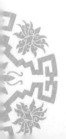

為根本，這樣才有可能享盡天年。

故而葛洪強調：修身養性，務必從生活細節中謹慎防範，不能因為好處少而不去做，不能因是小損傷而不去防。積小益為大益，等到人老的時候就會受益匪淺。

養生之道——不傷為本

道教重人貴生，強調人的自然特性，反對後天的人為傷害。葛洪秉承道學，強調養生以不傷為本。只有遠離一切傷生之事，並結合具體的養生方法，才能健康長壽。

一、日常生活防傷

世界衛生組織指出，人的健康長壽取決於自己，健康的生活方式使人增壽，不健康的生活方式使人折壽。有人曾經調查過一些企業家，發現他們當中有90％疾病在身。究其原因，與生活不規律、頻繁的交際應酬，使其食宿誤時有關。

另據一份調研報告顯示，從事記者職業的人往往短壽，關鍵是其工作生活的快節奏或無節奏，有一部分記者有自我保護養生意識，壽命就較長。可見良好生活習慣是健康長壽的「銀行」。

一個人能活多大年齡，與個人的努力是密切相關的。正確的養生方法在於建立良好的生活習慣。從日常生活中的小處著手，盡心防範，可以養生長壽。

　　比如木槿與楊柳樹，這兩種樹木的生命力很強，最容易生長，如果斷截枝條還可再生。但是如果是新栽不久，根基未穩的木槿與楊柳，即使栽在肥田沃土中，一旦被人搖晃或拔動，都很容易枯死。就人而言，人的生命力比木槿和楊柳二木差得多，人要頤養天年，獲百年之壽，首先要除去各種對人體有害的東西。

　　葛洪列舉了不利於養生的各種傷害：不強迫自己幹不能勝任之事，不孜孜不倦地追求、滿足各種慾望，要按時作息，不任由各種情緒發作，不長時間說笑，不醉酒，不要吃飽了就睡，不劇烈運動等。

　　葛洪特別強調養生要遠離「六害」。何謂遠「六害」？即要淡泊名利，祛除聲色，不要囤積過多錢財，不要吃太多有滋有味的食品，如肥豬肉、牛肉、羊肉、還有一些深加工的超市食品，不要嫉妒和沮喪。做不到這些的話，就不要談養生了。

　　民間流行的養生歌中說：「酒色財氣四堵牆，人人都在其中藏，有人能跳牆外去，不是神仙壽也長」。告誡人們不要去貪，慾望不可太強，一旦貪求無節制，便會成為養生大害。

　　要實現「除六害」，還要做到「十二少」，即少思、少念、少笑、少言、少喜、少怒、少樂、少愁、少好、少惡、少事、少機。因為人體多思傷神，多念勞心，多言傷氣，多怒容易氣血奔湧，多愁則頭髮乾枯，多好則志氣盡耗，多惡則神氣奔騰，多事則勞傷筋脈，多機（即絞盡腦汁）則重傷心神。

　　實際上，過笑、過喜、過樂也是不可取的，雖然笑、

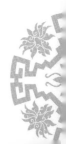

人類預期的壽命應該在100歲以上，事實上很少有人能活到100歲。我國有學者調查表明，目前對人們健康的威脅，10%來自細菌和病毒，10%來自遺傳因素，30%來自環境，50%來自人們不健康的生活方式。

醫學上著名的「長壽三角論」指出，長壽好比一個三角形，其面積即壽命的長短取決於三條邊的長度，底邊為遺傳因素，兩條側邊分別為環境因素和生活方式。其中最活躍、最能動的因素是生活方式。

喜、樂是對人體有益的情緒，但過了就對人體有害。現實生活中因大喜、大樂、大笑而使人意外死亡的事例屢見不鮮，成語「樂極生悲」正是這種情形的反映。

美國學者沙斯金和巴拉蒂爾透過大量的調查統計認為，只要人們建立起良好的生活習慣，就能有效地預防威脅人們生命的疾病，從而延長自己的壽命。

二、行氣防傷

人體內的基礎之「氣」被稱為「元氣」，「元氣」的充足和衰竭是人生死的關鍵所在。元氣不足就像用有限的江河之水去充盈無底的器皿一樣徒勞，入少而用多，身體很快就會衰竭。那有沒有增加元氣的方法呢？用「行氣」

的方法就可以減少氣的損耗，增加人身之氣，使存於身體之氣綿綿不絕。堅持行氣養生，可以獲得百歲長壽，可以醫治百病。

葛洪創製的這種行氣方法叫做「胎息」法。所謂「胎息」，顧名思義就是透過想像和意念來模擬胎兒在母體中的呼吸方法。胎息法不但可以延年益壽，還可以治病防病。

那麼如何練習胎息呢？

開始首先學習行氣，以鼻腔吸引元氣，然後閉氣，暗暗用心數到120次，然後用嘴慢慢吐氣。吸氣時進氣量宜多，吐氣時出氣量宜少。吐氣和吸氣的時候都不能讓自己的耳朵聽到呼吸聲。

練胎息法時要做到鼻息微微，若有若無，就像胎兒在腹中，內氣潛行，這樣就感到通身舒適，八脈齊通。其標準是用鴻雁的羽毛放在鼻子、嘴唇上，保持吐氣時羽毛不動。逐漸練習，閉氣用心數數，漸漸增加，到1000次時，就能使人一天比一天年輕。

不過，這種方法難度很大，初學的人很難做到，必須經過長期練習才可達到。

練胎息的姿勢多種多樣，可以採用盤膝、舒足，也可以採用坐式、立式、臥式等。如果採用臥式要注意不能睡著，因為睡熟則氣散。不管採用哪種姿勢練功，最重要的是要注意行氣的時間，宜在半夜到清晨這段時間行氣。因為這段時間裏，自然界的空氣比較清新，可以使肺部吸收大量的氧氣。同時噪音干擾少，環境比較安靜，有利於練功時專心入靜，所以在這段時間裏練胎息法，會得到事半

> 　　有研究發現：行氣時在肚臍部位進行微弱呼吸，可以產生巨大的能量，迅速將人體皮膚毛孔打開，從而可以關閉鼻呼吸，此時全身毛孔調暢。
>
> 　　平時人體皮膚血管微循環只有20％打開，80％處於休止狀態。所以胎息實際是在閉氣過程中積極地運用意念調控，以開發人體潛能，進一步吸取大自然之氣，以補充內氣的不足。
>
> 　　練習胎息法的實際意義，也就是使人能適應低氧條件下的生命調控。

功倍的效果。

　　在練胎息的過程中，人的面部皮膚能得到改善，變得細膩紅潤有光澤。這是任何美容技術都無法達到的效果，原因是胎息使內分泌旺盛，臉上皮膚變緊，黑斑顯退。胎息開發了人體潛能，創造出了生命能源。

三、保精防傷

　　保精就是要求健康合理的性生活，又稱為房中術。性活動是人體本能的需要，正常合理的性生活能對身體健康起到積極的作用。

　　房中術能夠養生的主要原因是「得其節宣之和」，使身體不受損害。腎為藏精之府，主骨、生髓，通於腦。腦

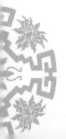

為髓之海，腦髓充足，則精力充足，勞作持久；腦髓不足，則精力衰退，疲乏無力。而腎又主骨、生髓，所以腎和腦有著很密切的聯繫，腎精充足則腦髓充足，人的精力就很充沛；腎精耗損則髓海不足，就會出現疲乏、頭暈、嗜睡、記憶力減退等病狀。

而性生活是導致腎精耗損的主要原因，所以葛洪強調「交而節宣」不損精傷髓。「節宣」就是要節制房事，正確控制交合的次數和間隔的時間，不縱情恣慾，這樣可以延年益壽。如果性生活過多，則有損精力，一旦失控，就損人壽命。

葛洪不贊同絕慾，絕慾可致陰陽不交，導致壅塞瘀閉之病。幽居獨處的男女大多不能長壽。

現代醫學研究表明，適當而有規律的性生活對人的健康和長壽有益。這是因為性生活使人充滿活力，使多餘的體力和熱量奇妙而適當地消耗掉，並由此刺激各器官和組織的機能，從而改善機體代謝。沉浸在性愛之中有利於體內各種化學物質的調節和良性活性物質的產生，如男性可使睾丸酮的分泌增加，提高骨髓造血功能；女性可增強卵巢的生理功能，減少痛經，延遲更年期等。美滿的性生活可以治癒失眠、憂慮、粗暴、嘮叨，使人心身愉悅。這些研究表明性生活對人體有一定補益作用，葛氏指出可以「治小疾」、「免虛耗」，與此相符。

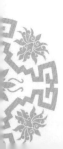

中醫名家養生秘方——揭開歷代名醫的養生長壽之道

50

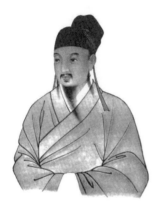

第四章

孫思邈養生之道──動靜相宜

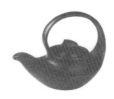

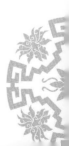

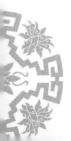

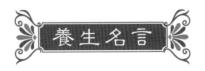

瞭解名醫

孫思邈是唐代偉大的醫藥學家。世稱孫真人，後世尊之為藥王，唐京兆華原（今陝西省耀縣）孫家原人。享年101歲，也有人說他活了141歲。

孫思邈少年時體弱多病，從青年時代就立志以醫為業，刻苦研習岐黃之術。為改變體弱多病的身體，孫思邈很早就下決心攻讀醫學。只要聽說某人在醫藥知識或養生保健方面有經驗，他便不遠千里前往拜師求教。

孫思邈由病贏兒成為百歲壽星的經歷，便是他深諳養生之法的最好說明。

孫思邈積八十餘年醫學經驗，著成《備急千金要方》和《千金翼方》。他養生之道的精華主要闡述在《備急千金要方·養性》等文章中，全面介紹了養生之道的理論與方法，孫思邈認為養生的核心即養性，再配以運動身體、飲食起居、營養藥物等輔助的養生方法，就形成了他養生之道的精華部分。

養生名言

怒甚偏傷氣，思慮太傷神。神疲心易役，氣弱病來侵。勿使悲歡極，當令飲食均。再三防夜醉，第一戒晨嗔。亥寢鳴天鼓，寅興嗽玉津。妖邪難侵犯，精

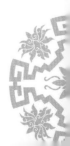

氣自全身。若要無諸病，常當節五辛。安神宜悅樂，惜氣保和存。壽夭休論命，修行在本人。倘能遵此理，平地可朝眞。

——《養生銘》

養性之道，常欲小勞，但莫大疲及強所不能堪耳，且流水不腐，戶樞不蠹，以其運動故也。

「仁者靜，地之象，故欲方」，「智者動，天之象，故欲圓」。

「養生有五難，名利不減此一難也，喜怒不除此二難也，聲色不去此三難也，滋味不絕此四難也，神慮精散此五難也。」

「養性之道，常欲小勞，但莫大疲及強所不能堪耳。且流水不腐，戶樞不蠹，以其運動故也。」

「亥寢鳴天鼓，寅興嗽玉津。」

——《備急千金要方‧養性》

陝西省耀縣孫家塬，是唐代著名大醫藥學家孫思邈的故鄉。孫思邈不但醫術高明，而且養生有道，活到百歲之上，是我國歷代醫藥學家中的老壽星。在孫家塬的藥王山上，後世立有一百多塊石碑，其中一塊石碑上就刻有孫思邈所著「養生銘」，是養生保健的至理名言。

孫思邈在「養生銘」中首先指出不能「怒而傷氣」、

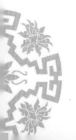

「思慮傷神」，以免氣機紊亂，血脈失和，臟腑功能失調，導致百病雜生。

他十分重視精神調養，認為一個人平時應保持平和、樂觀的心態，儘量避免不良精神刺激，勿使悲歡過極；他還指出，保持健康的生活方式是養生保健的重要方面，所以生活起居一定要有規律，要注意節制飲食，特別要防止夜間大吃大喝，甚至酒醉，以免引起傷胃、傷肝等不良後果；在生活習慣上，要注意「節五辛」，即少吃刺激性食物，更不可偏食；所謂「亥寢鳴天鼓」，即臨睡前要叩齒36下，「寅興漱玉津」是指早上醒來應以舌攪上腭數十次，待津生滿口時即可咽下。

孫思邈在「養生銘」中最後指出，只要個人保健有方、養生有道，每個人都能長命百歲。

孫思邈根據自然的變化來調理生活，提出了養生要身心並重。他提倡遵循人身心發展的客觀規律，主張順乎天道法則，以少慾而養心，以靜而練內，以動而形外。靜養陰，動養陽，動靜相宜，氣血和暢。要經常進行適當的運動，但切記不要過度勞累，適度的運動能使人體的臟器功能得到鍛鍊和增強。

養生之道——動靜相宜

中國有句名言「一張一弛，文武之道也」，養生之道講究的就是動靜相宜。孫思邈追求先養性而後養身的境界，宣導天人合一的養生哲學。靜是養生的基礎，動是養

生的途徑，動靜配合，天圓地方，生命處於最佳狀態，自然能更好地實現養生。

一、靜心養性

何謂養性？

如果人能使自己始終保持一種「寧靜祥和」的心境，這就是養性。一個人能養性就能夠百病不生，健康長壽。

如何養性？

孫思邈強調養性的大要是「一曰嗇神，二曰愛氣」，即指人要節約神氣的消耗，使心神常處於寧靜祥和的境界，這是養性的首要任務。

精、氣、神被譽為「人身三寶」，因此善於養生的人，須積氣成精，再積精以全神。「嗇神」和「愛氣」就要求人們要做到「十二少」，即「少思、少念、少欲、少事、少語、少笑、少樂、少喜、少怒、少好、少惡性」。

孫思邈認為，善攝生者，應該「口中言少、心中事少」，因為話多耗氣，事多傷神。歷代佛家與道家的養生之道，也以安心靜坐、少言寡語、清心寡慾、養精存神的方法來安享天年，正是此意。

「養生五難」是東漢名醫所言，孫思邈引用它是為了說明養生的注意事項，養生之道首先要淡名利，不怨天尤人；其次要調暢情志，喜怒有常；第三要注意房室有度，節慾保精；第四要飲食有節，淡薄為主；第五不要思慮過

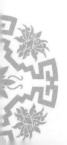

現代研究表明，保持積極良好的情緒，像高興、愉快、喜悅、歡樂，一方面能提高人的大腦及整個神經系統的活力，使體內各器官的活動協調一致，從而有助於充分發揮整個機體的潛能；同時，積極的情緒還可以由腦下垂體作用，保持機體內分泌的平衡，使人感到精神輕鬆愉快。

度，以免傷神耗精。

孫思邈用「燈用小炷」這句很形象的話來形容他的養生術。所謂燈用小炷，是說一盞油燈用細的燈芯，燈油就可以燒很長時間，如果用粗的燈芯，燈油很快就會燒完。養生就像燈用小炷，做到十二少就是節約能量的消耗，就能延長生命，得到健康長壽。

掌握了以上嗇神的原理後，這裏給大家介紹一種具體的保神方法——內視法。

內視法即禪觀法。就是養生者由「外思其身，內視五臟」的方法來進行養神。

這種內視法的練習方法是：閉起雙目，想像頭頂上空有一片太和元氣，四肢百骸、五臟六腑，都有受其潤澤之感，就像流水滲透入地下。如此反覆操練，每日重複3～5次，可以起到身體舒展，面帶光澤，鬢髮滋潤，耳目聰明，精神飽滿，氣力強健的作用。

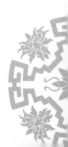

二、常欲小勞

在養生學說中他曾多次提到運動，把運動與健康、運動與長壽的關係說得非常清楚。

「小勞」就是根據身體情況量力而行，不要過度疲勞，這是許多養生學者的共識。過分安逸、缺乏勞動，會導致人體氣血運行不暢，臟腑功能減弱，從而導致各種疾病。俗話說「水停百日生毒，人閑百日生病。」

因此，養生要動靜並重，運動可以增強體質，延緩人體衰老進程。

古今中外的壽星，大多是勤於「小勞」的實踐者。在全國人大代表中，曾有一位農民壽星——冉大姑，直到晚年仍精神矍鑠，滿面春風。她105歲那年參加全國人大會議時，人們問她高壽而健康有何秘訣，她風趣地回答說：「秘方是天天勞動，補藥是陽光和風雨。」她一生很少吃藥，最後無疾而終，享年109歲。

導引按摩的方法在養生中作用很大，如摩面、摩腰、押頭、挽髮、鳴鼓、鬆腰、叩齒等。

下面介紹《養生銘》中，兩個簡單且效果顯著的小動作，能起到保津和固齒的作用。當然，只有堅持鍛鍊才能達到良好效果。

一是叩齒：口微微合上，上下排牙齒互叩，無需太用力，但牙齒互叩時需發出聲響，做36下。這個練習可以疏通上下腭經絡，保持頭腦清醒，加強腸胃吸收，防止蛀牙和牙骨退化。

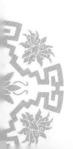

　　現代研究表明適當的勞動或鍛鍊對健康養生有利。

　　① 加快心律，使心肺得到鍛鍊，新陳代謝旺盛，各器官系統的功能都得到改善。

　　② 促進飲食的消化，增加冠狀動脈的血流量，改善心肌的營養和新陳代謝，增強神經、肌肉的彈性和張力。

　　③ 延緩衰老，運動可增加肌肉的新陳代謝，減慢生理性萎縮，從而有效地防止或延遲關節僵直、骨質疏鬆等衰老現象的發生，為健康長壽打下良好基礎。

　　④ 緩解疲勞，運動會在大腦皮層中產生新的興奮灶，而將體力勞動時產生的興奮點抑制下去，使活動較少的神經細胞開始工作，原已疲勞的神經細胞則得到休息，從而達到緩解疲勞的作用。

　　二是漱玉津：口微微合上，將舌頭伸出牙齒外，由上面開始，向左慢慢轉動，一共12圈，然後將口水吞下去。之後再由上面開始，反方向做12圈。

　　孫思邈的運動養生法還包括：髮常梳、目常運、耳常搓、面常洗、胸常挺、腹常摩、腰常提、肛常撮、腳常揉等動作。這些方法可以使身體悅澤，面色榮潤，鬢毛潤澤，耳目精明，氣力強健，不易疲勞，延年益壽。

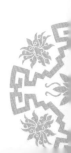

同時人們要注意不宜久視、久臥、久立、久坐、久行，否則容易傷血、傷氣、傷肉、傷筋、傷骨。

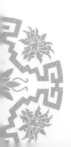

第五章

李杲養生之道──補脾益胃

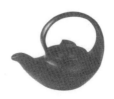

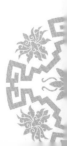

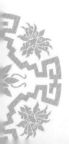

瞭解名醫

李杲，字明之，真定（今河北省正定縣）人，因真定漢初為東垣國，所以李杲晚年自號東垣老人，為「金元四大家」之一。

出身富豪之家的李杲，自幼酷愛讀書。二十多歲時，李杲的母親王氏病重，請了眾多醫生前來，幾乎吃遍各種方藥，最終還是死去。這件事對他的觸動極大，從此便立志學醫。當時易水張元素是燕趙的名醫，李杲求醫心切，不惜遠離家鄉四百餘里拜其為師。由於他有很深的文學功底，學習得很快，經過數年的刻苦學習，李杲「盡得其法」，掌握了張元素的真傳。

由長期的臨床實踐，李杲逐漸形成了獨具一格的「脾胃學說」，臨床治療中十分強調胃氣的作用。

脾胃內傷的原因主要有三點：一是飲食不節；二是勞逸過度；三是精神刺激。另外，脾胃屬土居中，與其他四臟的關係密切，無論哪一臟受邪或勞損內傷，都會傷及脾胃。同時，各臟器的疾病也都可以由調理脾胃來調和濡養、協調解決。

李杲一生著作頗豐，其中最有影響的是《脾胃論》，至今仍對臨床實踐起著重要的指導作用。

《脾胃論》不但對於在日常生活中如何養生論述得比較具體，而且對後世醫家關於脾胃病及以調理脾胃為主的方法也有著深遠的影響。

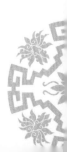

養生名言

黃帝著《內經》，其憂天下後世，可謂厚且至矣，秦越人述《難經》以證之。傷寒為病最大，仲景廣而論之，為萬世法。至於內傷脾胃之病，諸書雖有其說，略而未詳，我東垣先生，作《內外傷辨》、《脾胃論》以補之。

先生嘗閱《內經》所論，四時皆以養胃氣為本，宗氣之道，內穀為寶。蓋飲食入胃，游溢精氣，上輸於脾，脾氣散精，上歸於肺，沖和百脈，頤養神明，利關節，通九竅，滋志意者也。或因飲食失節，起居不時，妄作勞役，及喜怒悲愉，傷胃之元氣，使營運之氣減削，不能輸精皮毛經絡，故諸邪乘虛而入，則痰動於體、而成痼疾，致真氣彌然而內消也。病之所起，初受熱中，心火乘脾，末傳寒中，腎水反來侮土，乃立初中末三治，及君臣佐使之制，經禁病禁時禁之則，使學者知此病，用此藥，因心會通，流得源，遠溯軒岐，吻合無間。

善乎！魯齊先生之言曰：東垣先生之學，醫之王道也！觀此書則可見矣。

——《脾胃論·後序》

這是金元時期著名醫家羅天益為其老師——「脾胃學說」創始人李杲的《脾胃論》所撰寫的《後序》全文。大

意如下：

　　一年四季中，人體的脾胃保養非常重要。人體如果飲食起居不慎、過度勞作、喜怒哀傷過度，就會損傷脾胃，使脾胃不能將食物消化，也就不能把營養物質輸送到全身的五臟六腑，造成體虛臟腑失養，容易遭到外邪入侵而形成嚴重的疾病，最終使人的真氣消亡而危及生命。

　　可以看到，脾胃對人體是多麼重要。俗話說得好，人是鐵，飯是鋼，一天不吃餓得慌。人類賴以生存的物質來源於大自然，人體必須攝取食物才能獲得營養，飲食是人體營養的主要來源。脾胃之氣充盛，壽命可以延續長久，反之「內傷脾胃，百病由生」。正因為如此，李杲提出養生在於保養脾胃之氣。

養生之道——補脾益胃

　　中醫學認為腎為先天之本，脾胃為後天之本。意思是說，腎中的精氣是父母遺傳所得，脾胃是人體的消化器官，能將人體所吃的食物轉化為營養物質，從而被人體吸收和利用，也就是中醫說的脾胃為氣血生化之源。

　　在生活當中，一般來說，脾胃功能好的人很少生病。而生病的人，如果胃口好，能吃得下、睡得香，疾病也容易康復。李杲本人長年生病，脾胃久衰、乏力、精神不足，他由自己切身的體驗分析，發現發病多是由於脾胃虧虛，抗病能力減弱導致。人以脾胃為本，脾胃是供給全身營養的器官，而心、肺、肝、腎的生理機能都必須依賴脾

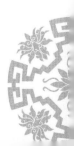

胃吸收的營養精微來支持。脾胃氣虛的人，五臟就容易生病。

當然，所謂補脾益胃養生，並非是指要吃健脾益胃的中藥才是養生，更重要的是在日常生活中，時時注意貫徹補脾益胃進行養生，時時注意保護脾胃功能，養成科學的飲食習慣，以免脾胃功能受損。

「若飲食失節，寒溫不適，脾胃乃傷」。

一、飲食宜忌，寒溫適節

「飲食自倍，腸胃乃傷」。

飲食養生，要從人的新陳代謝特點出發，實現合理飲食、滋養五臟、補氣養血，達到延年益壽的目的。

簡單來說，一是要求飲食中的各種營養素之間必須保持適當的比例；二是在烹調配餐上應當注意營養的搭配，不要偏食。「五穀為養、五畜為益、五菜為充、五果為助」，表明不同營養在體內可以互補。

對脾胃虛的人來說，要注意以下幾點。

● 宜素少葷，多吃各種蔬菜與水果；

● 宜鮮忌陳，新鮮食物所含的營養素多，在飲食中應忌食一切腐敗變質的食物及半死的甲魚、螃蟹；

● 宜軟忌硬，飲食以鬆軟為好，尤其是早餐時喝粥，有利於養胃，不吃油炸火烤類堅硬的食品；

● 宜淡忌鹹，在食品的烹調加工上除注意色、香、味俱全外，還應宜淡忌鹹。飲食過鹹會使鈉離子在人體內過剩，致使血壓升高，易造成腦血管病變。過甜、過辣的食

飲食小叮嚀：

炎炎夏天，西瓜是消暑佳品。很多人都喜歡將西瓜放入冰箱冷藏後再吃，以求涼快。然而，冰西瓜會刺激咽喉，引起咽炎或牙痛等不良反應。

特別是小孩，脾胃功能較弱，但自制力卻較差，經常過度食用冷藏西瓜，極易損傷脾胃，影響胃液分泌，使食慾減退，造成消化不良。而老年人消化機能減退，食後易引起厭食、腹脹痛、腹瀉等腸道疾病。因此，西瓜最好是現買現吃。

物則會使身體發胖或胃腸受刺激。

此外，要注意飲食的溫度，做到寒溫適中，不吃過熱或過涼的食物，以免影響脾胃的功能。俗話說「十個胃病九個寒」。夏天天熱或運動過後，大汗淋漓，這時一瓶冰凍飲料下肚，口感很好，但這些冰冷的食物會使脾胃的陽氣受損和功能失調，從而引起大便不成形、厭食、困乏等症狀。而食物過熱則會燙傷食管管壁，燒灼胃黏膜，對脾胃造成傷害。

此外，對養生來說，在深秋和冬季，宜選擇食用具有溫補作用的食品與藥膳等，以利於保養元氣。

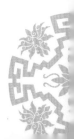

二、品質合理，饑飽適宜

飲食要做到饑飽適宜，注意質與量的合理調配。

● 從飲食的質來說，多吃粗糧，少食多餐。

● 從營養上來說，四條腿的（豬、牛、羊）不如兩條腿的（雞、鴨），兩條腿的不如一條腿的（菌類），一條腿的不如沒有腿的（魚）。

● 從飲食的量來說，飲食沒規律，暴飲暴食或經常挨餓，都會影響脾胃的正常功能，也可以導致其受損得病。

如今，人們生活富足，普通老百姓，往往吃喝不愁，

脾胃小知識：

胃腸的活動和消化液的分泌都和人體的其他習慣一樣，已形成了晝夜的節律。因此，我們必須保證一天三餐的定時定量，才能使人體消化系統的晝夜節律不被破壞。

當人們經常暴飲暴食或是經常忍饑挨餓，都會使胃腸道的運動和消化液的分泌出現不規律的變化，日久就會導致胃病的發生。其次，應當養成細嚼慢嚥的習慣。現代醫學認為，食物咀嚼越細，食物和消化液的混合越充分，越有利於消化，同時能促進唾液腺、胃腺、胰腺的分泌，有助於營養的吸收。

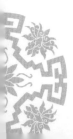

不說餐餐山珍海味，至少頓頓豬肉、青菜，但現代社會卻有很多人處於饑飽失常的狀態。

有許多年輕的上班族，晚睡早起，很多都不吃早餐；年輕的女性朋友，為了美麗動人，也是經常不吃正餐，即使不胖或者已經很瘦弱，也絕不願多吃；還有一些上網成癮的人，在電腦前一坐，不吃不喝玩上十幾個小時，實在餓極了就吃點餅乾、礦泉水。

又如現代社會，人際交往，大吃大喝，朋友聚會，拼酒量，賽能耐，不吃主食，這都是很常見的現象。這些不好的飲食習慣都會導致脾胃功能受損，胃黏膜充血水腫，甚至出血、糜爛。

三、養護脾胃，因人而異

「所食之味，有與病相宜，有與身為害，若得宜則補體，害則成疾。」

脾胃病「三分治，七分養」，應根據人體正氣虛弱的屬性以及身體所缺進補，以食物的四氣五味來調養，但要因地、因時、因人、因病制宜。

對一些病邪未完全清除的患者，補養品不宜應用過早，如必須要用補品時，要與祛邪藥物配合應用，以扶正祛邪，從而達到有益的效果。

1. 根據不同體質調理脾胃

● 脾胃虛弱的人都有哪些症狀表現呢？

這類人常有食慾不振、少腹脹、肢體困倦乏力、腹

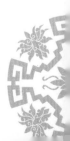

瀉、面色萎黃等常見症狀。

● 脾胃虛弱的人如何進行飲食調養呢？

這類人群飲食應以營養豐富、易消化的食物調養。多選用豆製品、鯽魚、鰻魚、黃魚、牛羊肉、瘦豬肉、雞肉、牛奶、雞蛋等有補中健脾作用的食品。此外，扁豆、番茄、栗子、桂圓、蘋果脯、大棗等水果蔬菜，有補中、益氣、健脾的功效，可多食用。胡椒、薑等調味品，既可增進食慾，又能禦寒，也可以常用。

另外，食粥能和胃、補脾、潤燥，因此，可選擇茯苓、芡實、山藥、小米等食物煮粥食用，療效更佳。

● 胃火旺盛的人都有哪些症狀表現呢？

胃火旺盛的人，由於平時飲食中喜歡吃辛辣、油膩，日久易化熱生火，積熱於腸胃，表現為胃中灼熱、喜歡吃冷飲、口臭、便秘等症狀。

● 胃火旺盛的人如何進行飲食調養呢？

這類人群要注意清理胃火。適度多吃些苦瓜、黃瓜、冬瓜、苦菜、苦丁茶等，都是不錯的選擇。

● 脾胃功能減退，消化能力較弱的人有哪些症狀呢？

這類人胃中常有積滯宿食，表現為食慾不振或食後腹脹，故應注重消食和胃，適量吃點山楂、白蘿蔔等消食、健脾、和胃的食物。症狀嚴重者可在醫生的指導下服用保和丸、香砂養胃丸等。

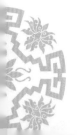

健康營養羹：

桂圓亦稱龍眼，是我國特有的水果，性溫味甘。蓮子，即睡蓮科植物蓮的成熟種子。我國有不少蓮之名品，如：江西的「廣昌通蓮」、浙江的「麗水白蓮」、湖南的「湘蓮」等。兩藥均含有對人體有益的維生素、蛋白質及礦物質等。將桂圓和蓮子放在瓷碗中，加入冰糖及少量糯米，稍燉，即成冰糖桂圓蓮子羹。有健脾益胃，養血安神的功效。可沁人心脾，延年益壽。

● 陽虛體質和陰虛體質的人有何症狀，如何調養呢？

陽虛體質的人平時一般身體發涼、比較怕冷，可適量補充一些性質溫熱的食物或藥物，如羊肉、狗肉、人參、鹿茸、肉桂等，以溫陽祛寒。

陰虛體質的人多表現為五心煩熱，所以上面提到的食物和藥物對於陰虛體質的人是屬於禁用的。陰虛患者的食養方法可參考下一章——朱丹溪養生之道。

2. 老年人調理脾胃

老年人尤其要注意補脾益胃。人到老年，各臟腑生理功能逐漸衰退，正氣虛衰是老年人的主要生理特點，正氣虛衰是以脾胃虛弱、腎氣衰退為主。腎中的先天之氣依賴於脾胃的後天精微不斷地充養，人體才能強健，疾病不

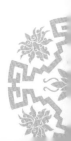

生。如果脾胃之氣虛衰，腎氣就衰敗，必然會加快人的衰老速度。

　　老年人由於脾胃功能漸衰，消化、吸收、排泄機能下降，加上飲食起居失常，如果思慮鬱悶過度，就會損傷脾胃而出現脾失健運、胃失和降的各種脾胃虛損病症，如臨床上常見的頭暈、乏力、納呆、腹脹、身體瘦弱、神疲懶言、大便稀或溏、胃脘隱痛、噯氣泛酸等一系列脾胃病症狀。因此，要調養脾胃，養育生機，才能夠延年益壽。

　　下面給大家介紹一種非常適合中老年人吃的食物。

　　● 陳皮紅棗山楂糕

　　取陳皮10克，紅棗10枚，山楂5克。將上述藥物乾燥研末，再和入麵粉製成發糕。

　　此糕鬆軟可口，健脾益胃，不僅能治療食慾不振、消化不良，而且還能化痰活血，治療咳嗽痰多，是中老年人的滋養佳品。

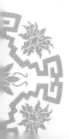

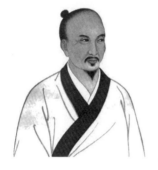

第六章

朱丹溪養生之道──淡薄飲食

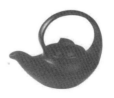

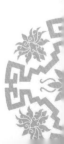

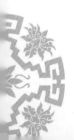

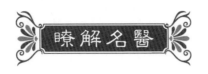

　　朱丹溪（1281—1358年），名震亨，字彥修，元代婺州義烏人。因為其故居有一溪名「丹溪」，學者遂尊之為丹溪翁或丹溪先生。

　　他從師於金元四大家之首劉完素的再傳弟子羅知悌，並旁通了另外兩家張從正、李東垣之學，所以丹溪事實上是繼承了「金元四大家」中其他三家的學術思想，且集醫學、哲學於一身，是「金元四大家」中最晚出名也是成就最大的一家。

　　朱丹溪力倡在「相火論」基礎上的「陽常有餘陰常不足論」。他特別強調人之陰常不足，一方面是因為在生理上人的陰精難成易虧，也就是說在人的生長衰老過程中，陰精只有在青壯年時期才相對充盛，而幼稚與垂暮之年陰精皆不足；另一方面，由於人之情欲無涯，攝生不慎，相火容易妄動，煎熬真陰。

　　於是他告誡人們勿妄動相火，宜保護陰精，治療上則強調滋陰降火，被後人稱為「滋陰派」。在養生方面，朱丹溪圍繞保陰精，提出順四時以調養神氣，飲食清淡平和，以免升火助濕，節慾保精以制相火妄動等方法。他特別主張節制食慾、色慾，以保養陰精。

　　朱丹溪的著作頗豐，以《格致餘論》、《局方發揮》兩部為代表作。

養生名言

　　人身之貴，父母遺體，為口傷身，滔滔皆是。人有此身，饑渴洊（音ㄐㄧㄢˋ，意為再）興，乃作飲食，以遂其生。眷彼昧者，因縱口味，五味之過，疾病蜂起，病之生也，其機甚微，饞誕所牽，忽而不思。病之成也，飲食俱廢，憂貽父母，醫禱百計，山野貧賤，淡薄是諳，動作不衰，此身亦安。均氣同體，我獨多病，悔悟一萌，塵開鏡淨。日節飲食，《易》之象辭，養小失大，孟子所譏。口能致病，亦敗爾德，守口如瓶，服之無虞。

——《格致餘論·飲食箴》

　　這是元代著名醫家朱丹溪飲食養生的名言。

　　人的身體受之於父母，是非常寶貴的。可是卻有人為了享一時的「口福」而傷害身體。當然人只有進食才能維持生命，追求美食也是為了更好地保養身體。但如果只以美味為重而忽略健康是萬萬不可的。所謂「病從口入」，不合理的飲食往往導致病菌侵入，疾病發生，就會影響人的健康。

　　朱丹溪發現以粗茶淡飯為主的普通老百姓身體健康，體力不衰，而終日以山珍海味為食的達官貴人，卻體弱多病。同樣是受之於父母的身體，為什麼會有這種差別呢？原來清淡節制的飲食才是人安身立命的根本。

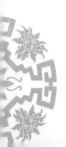

「民以食為天」，說明飲食是保證生存不可缺少的條件。每個人只要活著就要進食。前人描寫人們對進食的欲望，有垂涎欲滴或垂涎三尺之說，所以當佳餚美味擺在人們面前時，便食慾旺盛，恣啖狂飲而食不厭飽。

要知道任何事物都是有正負兩面的。飲食雖然是養生之術，若飲食無度，不知節制，也是傷身的禍根。脾胃的受納消化功能是有限度的，如縱情於口腹而食不厭飽，使脾胃負擔過大，就會因脾胃受傷而百病叢生。

養生之道——淡薄飲食

「粟主益氣，厚腸胃補腎氣，令人耐飢。」

陰精對人體的作用非常重要，人的一生「陰常不足」，因而朱丹溪在治病與養生上都以滋陰為主，非常適合陰虛體質的人養生。養生主要從兩方面著手，一是飲食，二是色慾。

這是因為他生活的元朝是一個相對平定時期，接觸的人既有達官顯貴，又有貧窮百姓。一方面，那些富貴的人嬌養而體弱，恣食反多病，縱慾早夭；另一方面，那些貧窮一些的人卻身體強健，少病長壽。兩者對比，他悟出了其中的奧妙，養生之道在於節飲食，戒色慾。

朱丹溪所提倡的淡薄飲食養生究竟是一種什麼樣的養生方法呢？他根據人體從幼兒到老人不同階段的生理特點，提出飲食養生應因人而異，但總不離養陰抑陽，保護陰精。

一、兒童飲食應戒「辛辣」

一般而言，人在16歲之前氣血都很旺盛而陰精往往不足。兒童由於生理上既有臟腑功能發育不完全的一面，又有生機旺盛，發育迅速的一面，所以在病理上就有「易虛易實」和「易於傳化」的特點；加上兒童寒溫不知自調，飲食上自己也不太會調節，並且從臟腑功能狀態與疾病的關係來說，又表現出「脾常不足」，即兒童消化功能薄弱，該吃什麼樣的食物不能吃什麼樣的食物就應特別小心。朱丹溪為此撰寫了《慈幼論》，指出兒童飲食養生中應該注意的問題。

首先一切魚肉木果燒炙煨炒，都屬於發熱難以消化的食品，都不是幼兒適宜的。如過多食用發熱辛辣的食品，容易上火，耗傷陰氣。對於兒童可給予像乾柿、栗子、蔬菜、白粥一類的食品。這類食品既不易致病，也不會造成小孩偏食等不良習慣。另外，生栗味鹹，乾柿性涼，又有一定養陰的作用。

栗與棗、柿並稱鐵杆莊稼，木本糧食。柿全身都可入藥，性味甘澀寒涼，能清熱潤肺止渴。對肺熱口渴咳嗽、吐血、口瘡等病症十分適宜。柿霜被李時珍稱為「柿中精液，入肺病上焦藥尤佳」，「其甘能益肺氣，其涼也能清肺熱，其滑也能利肺痰，其潤也能潤肺燥。」所以，對肺熱痰咳、喉痛咽乾、口舌瘡炎等病症，都有顯著的療效。

注意，栗子生吃很難被消化，熟栗吃多容易導致消化不良，故脾胃虛弱、消化不良的人就不宜多吃。由於幼兒

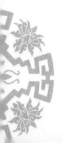

的腸胃比較脆弱，所以不宜多吃。

其次哺乳期的母親在飲食上也要注意，應當重視飲食清淡以養陰。如果乳母飲食不注意，常吃辛辣肥甘，導致母體生熱，病氣由乳汁傳及嬰兒，那麼嬰兒也容易生病。這時候不能單獨治療乳兒疾病，還須調治母體，母安兒亦安。所以，要想防患於未然，乳母必須節制飲食。

孕婦養胎的時候，如果母親在妊娠期間恣食辛辣熱物，也會把毒素遺傳給胎兒，導致胎兒出生後多患熱毒瘡瘍等症。如果母親恣食厚味，易導致胎兒肥大難產。所以妊娠期婦女調攝飲食，宜淡薄，不宜濃厚；宜清虛，不宜重濁；宜和平，不宜太寒太熱。

一般而言，孕婦容易患痔瘡。原因是孕婦的胃酸分泌減少，體力活動也減少，胃腸蠕動緩慢，加上胎兒擠壓胃腸，使腸蠕動乏力，常出現腸脹氣及便秘，便秘後又易形

現代研究表明鮮柿子能有效補充人體養分及細胞內液，起到潤肺生津的作用；柿子中的有機酸等有助於胃腸消化，有增進食慾的作用。必須指出的是，柿子雖營養豐富，既能食用又能藥用，但柿子吃多了也有副作用。尤其是空腹時不能食用柿子，因為柿子中含有大量的柿膠酚和一種紅鞣質的可溶性收斂劑，它們遇到胃酸或酸性食物會凝固成塊，時間久了會形成「柿石」，將會影響人的身體健康。

成痔瘡。如何防止這類疾病的發生呢？孕婦每天不僅要有適當的活動量，還要多吃粗纖維較多的蔬菜，如芹菜、韭菜、圓白菜，多吃粗糧，多吃些蜂蜜和水果。

現代醫學證明，妊娠期患某些疾病或服用某些藥物甚至過量菸酒等都能影響胎兒發育，甚至致畸。而日常飲食中若偏重某些偏性食物，對胎兒也會造成不良影響。

二、成人飲食應茹淡

「至於飲食，尤當謹節飢。」

進入中年以後，人無論從體力還是腦力，一方面是穩定而健全的時期，一方面又進入了生理的衰退過程。

《黃帝內經》中就說：「人到了四十歲，五臟六腑以及十二經脈發育至極，開始由盛轉衰，皮膚開始疏鬆，臉上的光澤開始減退，頭髮也開始斑白。」也就是說人到了四十歲時，陰氣已衰減了一半，因而其生活起居能力也感到有些衰弱了。

中年人提倡淡薄飲食，但並不在於少吃，而是不要過分追求美食厚味之品，要甘於淡薄之味，即所謂「茹淡」，也就是說要清淡。俗話說：魚生火，肉生痰，青菜豆腐保平安。

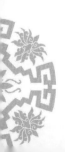

飲食中可以補陰的食物，概括來說有兩個特點：其一，指天然綠色之品，而非經過烹調的膏粱厚味；其二，指穀、菜、果等素食。

像大麥與栗子的味鹹，粳（音ㄐㄧㄥ，稻的一種，米粒寬而厚，近圓形，米質黏性強，脹性小）米與山藥的味甘，蔥薤的味辛，都是自然之物，對人體有益。朱丹溪尤其推崇粳米，其味甘淡，最善於人體補陰，所以人適宜以它為主食，並以蔬菜為補充，可以使胃腸疏通而易消化。

中年人的飲食一方面宜清、淡、溫、軟、簡，忌膩、厚、生、冷、雜；同時穀類、蔬菜、水果等甘淡的食物，都是自然之物，含有大量的膳食纖維，對於中年人而言，多食有益。

從現代醫學角度來講，中年人口味過重，加上現代人活動少，工作壓力大等因素使各種相關疾病，如高血壓病、肥胖症、糖尿病以及心腦血管病的發生率大大提高。清淡飲食是防治這些疾病發生的重要方法。

> 現代研究表明：粳米米糠層的粗纖維分子，有助胃腸蠕動，對胃病、便秘、痔瘡等患者療效很好；粳米能提高人體免疫功能，促進血液循環，減少人患高血壓的機會；粳米能預防糖尿病、腳氣病、老年斑和便秘等疾病；粳米中的蛋白質、脂肪、維生素含量都比較多，多吃能降低膽固醇，減少心臟病發作和中風的幾率。

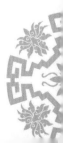

三、老人飲食應重「節養」

「烏附丹劑不可妄用，至於好酒膩肉溫面油汁，燒炙煨炒，辛辣甜滑，皆在所忌。」

人進入老年時期，體質自然有所變化。老年人的氣血漸漸衰弱，真陽氣減少，「精血耗竭，神氣浮弱」。

金元時期人們習慣以壯陽藥物用來養老和治療老年病。而朱丹溪通過觀察老人，提出老人多陰虛內熱之證，應以滋陰以養老，因而寫下了著名的《養老論》。

人生六七十以後，精血俱耗，陰虛不足以制陽，虛熱內生，所以老人平日沒生病的時候已有熱證，像頭昏目眩、肌癢溺數、涎多少覺、足弱耳聾、眩暈健忘、腸燥面垢、脫髮眼花、昏沉欲睡、食而易饑，這是老年人的普遍表現。老年人的陰精既虧虛，飲食就不能再生熱助火傷陰。所以對於老人養生，尤其要在飲食上注意。

朱丹溪提出「節養」，即清淡飲食的意思，尤其忌口香辣甘膩的食物。

老年人多是陰虛內熱的身體，對於烏頭、附子等溫燥之品不要使用，而辛辣油膩的食品也應當禁忌。凡物性偏熱、炭火製作的、氣味香辣的、味之甘膩的，都不可以多吃。

這些都是朱丹溪關於老人養生應重「節養」的親身經歷。他到老年時，基本上不吃煎炸燻炙類食品，飲食不用調料，年過七十，仍神清氣爽，面色紅潤、富有光澤。當時人們還奇怪地問他，為何七十歲了還有這般容顏，朱丹

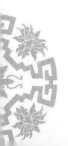

溪說這是他多吃自然之物的結果。

丹溪的母親也在七十歲後用節養之法養生，飲食清淡，老人多年的痰飲之病得以根絕，大便燥結也漸漸痊癒。雖然她形體比較瘦弱，但面色光潤，一直到老，無病而終。

> 現代營養學認為，經高溫煎炸、烘烤、燻炙，易使食物焦化，其中產生的有害物質裂變，氨基酸重新組合，可引起人體細胞的突變。糖及脂肪的焦化，易產生有害物質，容易致癌。蔬菜長時間燜燉，也會使其中大量的維生素破壞。

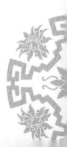

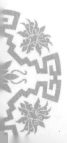

第七章

冷謙養生之道

——導引養生

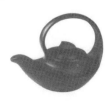

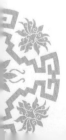

瞭解名醫

冷謙，字啟敬，或起敬，道號龍陽子，明代著名的醫學家。相傳他活過百歲。他精通醫學，擅長養生導引術，在調攝、養生、四季起居、自我按摩等方面，都有獨到的見解。

冷謙遵照《黃帝內經》中「人以天地之氣生，四時之法成」的理論，結合人體臟腑生理功能特點，對春、夏、秋、冬，十二個月中人的生活起居養生等方面進行研究。他研習前輩養生家之論，結合自身體會，對呼吸吐納、導引之術加以記述，寫成了著名的養生保健專著——《修齡要指》。練習導引術以養生防病治病，簡便易學，行之有效，在民間廣為流傳，成為養生保健的法寶。

養生名言

莊子曰，吹噓呼吸，吐故納新，熊經鳥伸，為壽而已矣。此導引之法，養形之秘，彭祖壽考之所由也。其法自修養家所談，無慮數百端，今取其要約切當者十六，修參之諸論，大概備矣。凡行導引，常以夜半及平旦將起之時，此時氣清腹虛，行之益人。

——《修齡要指·十六段錦》

這是著名養生學家冷謙創製的一套健身法——十六段錦。冷謙把各種養生健身的方法，加以歸納和總結，定其名為「十六段錦」。並強調練習最為適宜的時間為半夜或天亮前，因為這個時間段人體「氣清腹虛」，此時鍛鍊有益強身。

《莊子·刻意篇》有「吹噓呼吸，吐故納新；熊經鳥申（伸），為壽而已。此導引之法，養形之秘，彭祖壽考之所由也」的記載。

彭祖是傳說中的養生家，莊子曾把他作為導引養生的代表人物。早在2300年前，有關「吹噓呼吸，吐故納新」的呼吸運動，與「熊經鳥伸」摹仿禽獸姿態的健身運動，已經成為廣大人民群眾練習健身功法的基本模式。

「吹噓呼吸，吐故納新」是指施行呼吸吐納的方法與外界進行氣機的交換。「熊經鳥伸」就是摹仿動物熊鳥的運動姿態，分別作扭腰、轉身向右側甩手或抬頭，伸頸、折腰、直腿，雙手及地等動作，以達到暢通氣血、健身延年的目的。

養生之道——導引養生

「八段錦」、「十六段錦」、「長生十六字訣」、「祛病八則」都是冷謙養生方法中最精華的內容，下面將詳細介紹。

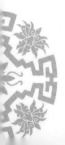

一、八段錦

　　八段錦吸收了中國傳統文化的精華，將醫療、運動、養生有機地結合起來，以提高生命基本目標，由練習者自我的運動、鍛鍊，達到身心的和諧統一。

　　坐式八段錦對於放鬆身心有良好作用。動靜結合，其中，靜功鍛鍊內容包括入靜、冥想等，動功鍛鍊內容包括坐式運用及自我按摩。

　　練習時呼吸、導引、意念相互配合，動作柔和、自然，順暢，形神兼備。適合不同年齡的人鍛鍊。長期堅持鍛鍊可有效地增進身體健康，達到防病強身的作用。

　　坐式八段錦介紹如下。

第一段：閉目冥心靜坐

　　盤坐，兩手握固，寧心靜思，意守於內，然後上下齒連叩36次（圖9）。

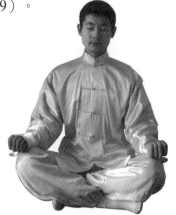

圖9

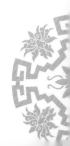

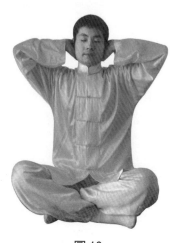

圖 10

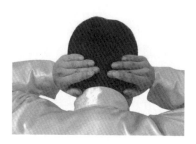

圖 11

第二段：鳴天鼓

兩手交叉，十指緊叉住，抱住後腦，掌心貼置耳根，拇指向下，心平斂氣，注意呼吸9次。然後兩掌掩耳，疊示指於中指之上，用力擊彈後腦，左右各24次（圖10、圖11）。

第三段：撼天柱

天柱，指人脖子後頸骨連接的脊梁。搖擺兩肩，扭動頸部，即扭頸向左右側視，肩亦隨之搖擺，左右相間，各做24次，以去心火，並祛外邪的侵擾（圖12）。

第四段：赤龍攪水津

赤龍，指的是舌頭。赤龍攪水津，即攪舌以聚津液。用舌尖抵上腭，先從左方捲向右方，再從右方捲向左方，

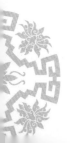

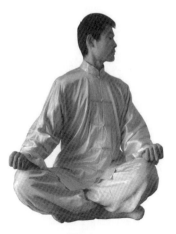

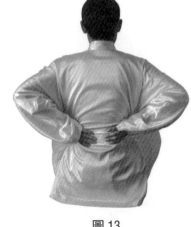

圖12　　　　　　　　　　　圖13

共36次。隨著舌頭的頻頻轉動，使津液聚集於口中，然後鼓漱數次，分3口嚥下。

第五段：搓手熱背摩後精門

兩手相搓，至發熱後以手掌按摩腰部腎區36次。然後收手握固，閉氣，意想下丹田（肚臍下三指）如火輪溫暖（圖13）。

第六段：左右軲轆轉

左右兩肩旋轉搖擺36次。然後，將盤疊的雙腿慢慢放下，徐徐伸出，至舒直為宜（圖14）。

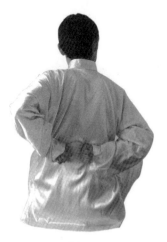

圖14

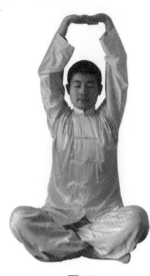

圖15

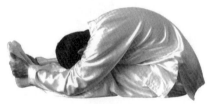

圖16

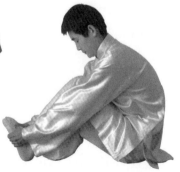

圖17

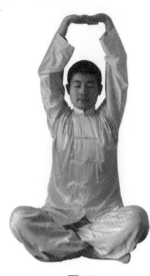

第七段：叉手虛托

兩手相互交叉，十指相間，兩手上舉，翻掌心向上，用力上托，如托重石在手，腰身俱極力上聳，然後徐徐下落至頭頂。如此上下連續9次。最後握緊拳，放在兩膝上（圖15）。

第八段：攀足頻

鬆拳伸指，手掌相對，兩臂伸直於前，慢慢將上體俯下，雙手攀住足心，使頭與臀部平齊，再收足端坐，如此反覆操作12次（圖16、圖17）。

最後收足端身正坐，候口中津液生，再漱再吞，想像丹田之火自下而上遍燒身體，想時口鼻皆須閉氣一會兒。

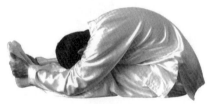

圖16

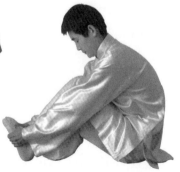

圖17

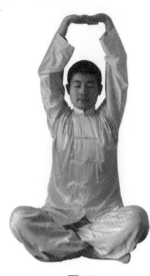

圖15

　　我國古代養生家都很重視保護津液，對津液有「玉液」、「瓊漿」、「吞津養顏」的說法。現代醫學研究表明，唾液中含有澱粉酶、溶菌酶、黏液球蛋白、免疫球蛋白、無機鹽、鹼性離子和多種活性因子，不僅可以幫助消化吸收，改善糖代謝，中和胃酸，保護和修復胃黏膜，還有殺菌、解毒、免疫、促進組織細胞再生和抗衰老的作用。

二、十六段錦

　　十六段錦是由十六節動作組合而成的一種健身運動方法。十六段錦姿勢有坐有立，並結合自我按摩，整套動作協調連貫，兼顧了全身各部位，作用廣泛全面。經常操練十六段錦有保健強身效果。

　　尤其是對人體祛除臟腑病邪、防治肢體關節病症，如傷風感冒、落枕項強、肩背疼痛、腰膝酸楚、胸悶脅脹、脘腹不舒、食滯停積等方面，都有好處。

　　十六段錦功法具體操作如下。

第一段：

　　端坐，閉目，握固，絕想，叩齒36遍。接著兩手抱項後，使身軀左右旋轉24次，以去兩脅積聚風邪。

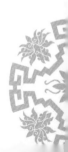

叩齒法雖為口腔運動，但隨著口唇開合的節律運動，可帶動面部肌肉甚至頭皮，有健腦堅齒、明目聰耳等作用。再配合浴面等自我按摩法，對口腔及面部乃至全身保健都有好處。可以單獨練習。

第二段：

兩手十指交叉，向上托，然後回按項後，反覆24次，以除胸膈間邪氣。

第三段：

兩手一前一後，如挽硬弓狀，左右交替24次，以去臂腋積邪。

第四段：

兩手交替捶打臂膊腰腿，各24次，以去四肢胸臆之邪。

第五段：

兩手心掩兩耳，以食指壓中指，彈擊腦後24次，以除去風池邪氣。

第六段：

兩手外展，頸項左右扭轉，後視肩臂，共24次，以去脾臟積邪。

第七段：

兩手互握按於一膝，並向同側扭轉身軀，左右交替24次，以去肝臟風邪。

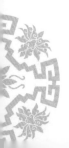

第八段：

兩手向上如排天，同時身軀向一側傾斜，左右交替24次，以去肺間積聚之邪。

第九段：

兩手握固，拄撐兩肋，聳搖兩肩24次，以去腰肋間風邪。

第十段：

伸兩腿，兩手向前，低頭扳腳12次；然後挽一腳，屈腿壓在另一腿膝上，按壓24次，左右交替，以去心胞絡邪氣。

第十一段：

兩足互扭前行數十步，然後坐於高凳上，伸兩腿，兩腳內外扭轉各24次，以去兩腿及兩足間風邪。

第十二段：

兩手按地，收縮身軀，屈曲脊背，使身軀向上挺舉13次，以去心肝中積邪。

第十三段：

起立後兩手按床，頭向一側後視其背，左右交替24次，以去腎間風邪。

第十四段：

起立後緩緩行走，兩手握固，左足前踏時，左手前擺，右手後擺；右足前踏時，右手前擺，左手後擺，各24次，以去兩肩之邪。

第十五段：

接上式，反手互握於背上，俯身緩緩左右轉動身軀24次，以去兩脇之邪。

第十六段：

端坐，閉目，握固，絕想，舌抵上腭，攪取津液滿口，漱36次而汨汨咽下。然後閉息，意想丹田之火，自下而上，遍燒身體內外，自己感覺渾身熱透就可以停止。

三、長生十六字訣

長生十六字訣即「一吸便提，氣氣歸臍，一提便咽，水火相見。」

這是非常簡單的一套導引方法，實際只有兩個操作方法，一是提肛門法；二是吞咽津液法。這裏的水火分別是指腎中的陰陽。具體練習方法介紹如下。

微閉雙目，自然平臥或坐在椅子上，全身放鬆，意念到一處，先作漱口狀，舌頭在口內攪動，舔上腭，促使唾液分泌，待唾液滿口時，汨然一聲吞下，同時用鼻吸清氣一口，想像所吸進的氣，幫助將吞下的津液唾液直送入腹臍下一寸三分丹田元海之中，稍停一會兒，便用鼻緩緩呼氣，遂用下部提肛，緩緩收縮肛門，如忍大便狀，想像氣隨提肛，進入臍下的丹田，然後氣從丹田灌入背脊中的督脈，沿督脈向上進入腦海，如此做30遍。每天清晨起床前練，或其他時間也可以。

長期堅持可以治病延年，形體輕健，百病不生，身體有力，精神旺盛；可有效防治感冒、痞積食逆、癰疽瘡毒、頭暈心痛、心悸胸痛、膽囊炎、慢性胃炎、食管炎、胃和十二指腸潰瘍、胃下垂、胃腸功能紊亂、糖尿病等症。

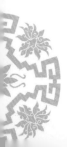

四、祛病八則

祛病八則是以自我按摩為主的養生保健法，由握腳趾、搓腳心、按摩腎俞穴、熨目、端坐伸腰、叩齒、咽津、作汩汩聲咽之等一系列動作，達到祛病健身的神奇功效。這套方法的難度不大，效果很好，適合中老年人或一般人日常練習，有益祛病。

● **握腳趾**

將雙腳向前伸出而坐，屈左膝，將左腳放在右大腿上，用右手握住左腳趾（類似於握手，圖18），進行握、按等按摩刺激36次。右腳動作同左腳。

【**功效**】腳趾平時很少活動，牽引按摩腳趾可以調節下肢足經經脈，而暢通經絡氣血，改善下肢血液循環。

● **搓腳心**

雙腳前伸而坐，屈右膝，用左手中指、食指擦右足心

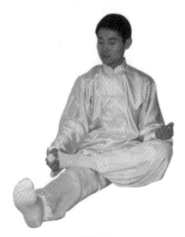

圖18

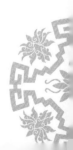

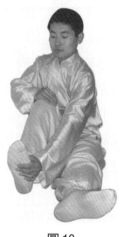

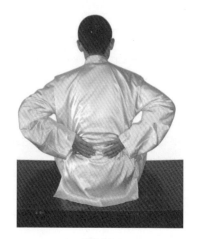

圖19　　　　　　　　　　　　　　圖20

（湧泉穴）100 次（圖19）。用同樣的操作方法，以右手中食指擦左足心100 次。擦湧泉時要稍用力，令腳掌發熱為度。

【功效】湧泉為足少陰腎經井穴。本法可開竅寧神，交通心腎，因氣血下行，可預防高血壓，消除頭目眩暈等病症。

● 按摩腎俞穴

將兩手搓熱，捂於雙側腎俞穴上，再以命門穴和腎俞穴為中心左右搓腰18次，可上下搓，也可左右搓（圖20）。

【功效】腰為腎府，本方法可壯腰健腎、防治腰脊疼痛及痛經、閉經等病症。

● 熨目

兩手互搓至熱，用手心熱燙眼珠3 次（圖21），用兩手中指指腹點揉睛明、魚腰、瞳子髎、承泣等穴各9 ～ 18次（圖22）。兩目輕閉，眼球順時針、逆時針各旋轉9 ～

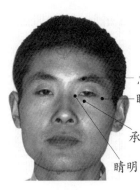

圖 21

魚腰
瞳子膠
承泣
晴明

圖 22

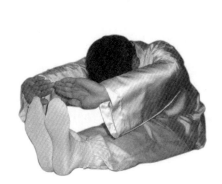

圖 23

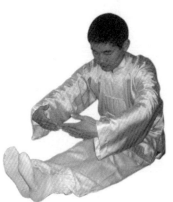

圖 24

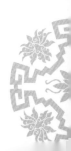

18次，輕輕睜開雙眼，由近自遠眺望遠處的綠色物體。

【功效】此法可顯著改善眼部血液循環，加強眼肌的活動能力與神經調節能力。調肝明目、增進視力，防治眼病。

● **端坐伸腰**

伸腳坐勢，雙膝併攏，足尖向上。先吸氣，兩手心向前，指尖相對，俯身推向足尖，配以呼氣（圖23）。推盡即返回，指尖相對，手心向裏，身體回正、吸氣（圖24），如

此往返推36次。

【功效】腰部的前傾和回正使腰背肌群充分地舒縮，配合呼吸調節交感神經的興奮性，從而改善血液循環，加強組織代謝，對多種原因引起的腰背痛有較好的防治作用。

● 叩齒、咽津、作汩汩聲咽

叩齒，上下牙輕叩36～72次。然後用舌在口腔內壁與牙齒之間順時針、逆時針各旋轉9～18次。此時口腔產生津液暫不下嚥，將津液鼓漱作響18～36次，再將口內津液分3次咽下，咽時想像誘導津液慢慢到達下丹田。叩齒時可先叩門齒，再叩大齒，也可以同時一起叩。攪舌時，次數由少到多，不可強求一次到位，尤其是對高齡有動風先兆的人，由於舌體較為僵硬，攪舌較困難，故更應注意。可先攪3次，再反向3次，逐漸增加以能承受為度。鼓漱動作，不論口中是否有津液，都做出津液很多狀的鼓漱動作。

【功效】此法可益腎固本、引津上潮、健脾益氣、滋陰柔肝。腎主骨，齒為骨之餘。常叩齒可益腎固本；攪舌令口內津液增多，開口於口腔的消化腺（下頜下腺、舌下腺、腮腺等），分泌功能增強，促進食物的消化吸收。

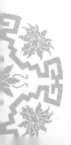

第八章

萬全養生之道

──養生四要

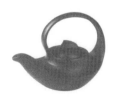

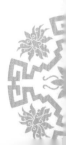

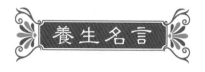

瞭解名醫

萬全（1488—1578年），號密齋，湖北省羅田大河岸人，是我國明代著名醫家，以擅長治療兒科、婦科、痘疹病著稱於世。

其所著《萬密齋醫學全書》對我國醫學有較高的參考價值，內容除兒、婦、內科常見病辨治以外，也包括對養生保健、優生優育的論述。

萬氏家族世代以「醫藥濟世」，在醫學方面有深厚的家學淵源，再加上萬全本人刻苦鑽研，勤於總結臨床經驗，因此，他的醫學造詣很深，尤精於診脈、望色。一些疑難病經他診斷，便能明確辨證。

在兒科方面，他在家傳的十三方基礎上歸納出小兒三種病因，提出不要濫吃藥，以預防為主。他發明的「萬氏牛黃清心丸」，至今仍是治小兒急驚風的良藥。在婦科方面，他提倡女性應注意培補氣血、調解脾胃。

萬全創造了很多起死回生的奇跡，因而在當時被稱為「神醫」。

養生名言

養生之法有四，曰寡欲，曰慎動，曰法時，曰卻疾。夫寡欲者，謂堅忍其性也；慎動者，謂保定其氣

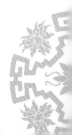

也；法時者，謂和於陰陽也；卻疾者，謂慎於醫藥也。

——《萬氏家傳養生四要》

明代著名醫家萬全提出養生應遵循四個準則。第一，節制慾望；第二，謹慎行動；第三，順應時節；第四，去除生病的隱患，即現今提倡的治未病。

寡慾，就是要求人們節制食慾和性慾，使人的性格堅毅不拔，不傷及人的根本。

慎動，是指人們的形體活動和思維活動都應適度，不可以過度，這樣才能保養、安定人的元氣，從而使人的形體不會損廢。

法時，是指調節人體的陰陽之氣，順應天地氣候的變化。陰陽調和，就不會被邪氣侵襲，達到祛病延年的目的。

卻疾，是指在防治疾病的方法和運用醫藥方面要小心謹慎。治病用藥謹慎，就不會遭受藥物的毒害，俗話說是藥三分毒。

萬全十分注重日常生活中的養生保健，活到九十歲，是中國古代為數不多的高壽醫家。他的養生方法經驗，對於希望長壽的現代人來說，有較高的指導價值。

養生之道——養生四要

養生四要也是我們現代人養生的準則和標準。四要既

有注重道德修養的靜心養神方法，又有注重導引動形的運動養生方法，還有藥食保健方法。透過多種養生保健方法的綜合使用，達到最佳的養生效果。

一、寡慾——節食寡慾，固護脾腎

滋根培本、固護脾腎是十分重要的養生方法。腎主管藏精，腎陰腎陽是人體陰陽的總根本，腎精是人體生命活動的物質基礎，腎精的盈虧直接影響人體的生長壯老已。

脾胃主管運化穀氣，脾胃強則穀氣全，脾胃弱則穀氣絕，全穀則昌，絕穀則亡。可見脾腎在人體如此重要，人們一定要注重脾腎保養。而固護脾腎的關鍵是寡慾。

寡慾，不專指房事而言，而包括食和色兩方面。首先，根據人體生理成熟的條件，晚婚是健康的需要。男性如果早婚或縱慾過度就會耗傷腎精。

現代醫學研究表明，獨身也不利於人體生理和心理的健康發展；而正常的婚姻更有利於人體的健康。對於男性來說，過度地節制性慾，最直接的影響就是造成前列腺的病變；而過度地縱慾會導致性功能障礙，影響家庭和睦，最終影響到自己的身體健康，降低生活品質。

其次，人養脾胃的方法，簡而言之為「節其飲食而已」。節飲食包括節制食量，吃各種食物、不偏食。

首先飲食要定時定量，三餐之外不可多食。面對美味佳餚要自我約束。

其次喜歡吃的東西，不可吃太多。穀、肉、果、菜都是天地所生的食物，各有五氣五味，人吃了之後，先進入

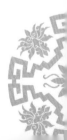

本臟，然後變成營養物質濡養血脈筋骨。「五味稍薄，則能養人，令人神爽」，就是說清淡的飲食五味，宜於滋養人體，可使人精神爽利。但都「不可過也，過則成病」，即都不能吃得太多，過多就會引起疾病。所以「凡有喜食之物，不可縱口，常念病從口入，惕然自省」，指凡遇到喜愛吃的食物，不要貪吃，時刻警惕病從口入，時刻自我提示。

　　食物是維持人體生命活動的必需物質。人體構造複雜，對飲食的需要也是多方面的。

　　若過多地偏嗜一味，或不知約束、暴飲暴食，必然會超出腸胃容納、吸收和消化的限度，從而引起髒氣的偏盛、偏虛或損害而引致病變。

二、慎動——動靜適度，調節情志

　　「心常清靜則神安，神安則七神皆安，以此養生則壽，歿世不殆。」

　　動靜結合是中醫養生的基本原則，動則養形，靜則養神。萬全對此進行了發揮，強調了「和」的作用。

　　「和」，指的是慎動，即形體活動和思維活動均應適度。人生活在複雜紛繁的社會中，有耳目口鼻之慾、行住坐臥之勞、喜怒憂思之情時刻騷擾形神，如果不懂得節制，就會使形神妄動而暗耗陰精陽氣，影響人體健康。因此，萬全認為養生的關鍵是心靜。

　　因為心在臟腑中居於統攝地位，五臟藏有的七神，最後都歸於心的統攝，心靜則各臟腑功能活動適度，才能產

　　現代的書法意境與萬全的「慎動」養生有很大的相似之處，許多老年人對書法、太極拳、太極劍的愛好，保持良好的心態，其眞正的目的就在於此。

生並維持人體生生不息的生理機能。所以，心時常保持清靜神志就會安寧，神志安定則人的七神也都安定。這樣養生就會長壽，終身沒有危險。

　　但人有七情六慾，時時處於動之中，要想動中求靜並非易事。對於治動之法，萬全教人採用打坐、調息方法收心養性，以期達到「慎動」的境界。

　　【要領】：

　　微微閉上眼睛，但不要緊閉，閉口，不要用口呼吸，而是用鼻呼吸。打坐並不只是呆坐，而要拋棄一切雜念，定心靜志，才有效果。剛練習的人如一時難以收心，可閉目後或解悟經義，或思索詩文，以排除外界因素紛擾心神，久之自然水到渠成。

　　調息也不只是調呼吸，而要求做到儉其視聽、節其飲食、避其風寒、養性收心，心安則氣順，這是調氣的要領。調息要調真氣，人體的真氣，伏藏於命門之中的就是火，它聽從於心的指揮，以行心火之令。所以人的心安寧，人的呼吸就會與天共同運行，而不失其常態。如此真氣就會成為人體生生不息運動的動力。

　　由打坐、調息培養主靜工夫，使人目常不妄視，口常

不妄言，此心自不妄動，這就是萬全主張打坐調息的目的。

三、法時——順應四時，調攝陰陽

「春食涼，夏食寒，以養於陽；秋食溫，冬食熱，以養於陰」。

「天人相應」是中醫的一個重要思想，它強調人與自然是一個整體，人應當順應天地四時，以濡養臟腑形體。

在起居方面，四季的陰陽之氣，生長收藏，化育萬物，是萬物的根本。人如果能順應四季的陰陽變化，就能同自然界其他生物一樣，生化不息，反之則會產生疾病。

早在《黃帝內經》中就主張，人在春夏陰消陽長的季節，多做一些戶外活動，可以使人的陽氣更加充足；秋冬陽消陰長，肅殺寒冷之季，人體必須注意防寒保暖，使陽氣不要外泄。人的起居規律應隨著季節的不同而變化，與自然界陰陽之氣的消長保持協調統一。

根據四季陰陽，春生、夏長、秋收、冬藏的自然界規律，人在春天的時候，要有一種生發之氣，披髮緩形，是指把頭髮披散開，穿衣寬鬆不拘緊，不約束陽氣生發，宜早起。冬天不能太張揚、太發散，萬物處於閉藏，所以冬天宜早睡晚起。

春溫夏熱、秋涼冬寒雖屬四季正常之氣，但如果起居不慎，四季之氣也會傷人致病，人們在季節交替的時候尤其應該及時加減衣服。春天雖然溫暖多風，但衣服不能太薄；秋天雖然涼爽但秋寒將至，衣服應該漸漸增加。同時

現代社會人們養生以講究生活的規律為主旋律，生活起居要有規律，生活飲食也要有規律。

在起居方面，作息應早睡早起，穿著應順應四季氣候，人們春天減衣服的時候不要太快，冬天加衣服不要太快，穿衣服以不冷不熱為宜，冷不要太寒，熱不要太燥。

在飲食方面，要以瓜果蔬菜為主，以植物蛋白為主，兼有動物蛋白為輔，不可偏食，總體以高蛋白、高能量、低糖、低脂肪飲食為主；在食量方面，以七成飽為好，即以再吃也可，不吃也可為宜。尤其老年人更應該注意這一點。

人類適應自然環境的能力是有限的，如果遇到氣候劇變或反常時，適應能力超過了人體調節機能的限度，就會致病。對此，不能掉以輕心。

在飲食調養方面，要注意春夏養陽，補益陰氣，使陽氣不至於偏勝；秋冬養陰，補益陽氣，使陰氣不至於偏勝。而且無論寒性或熱性的食物，都不宜多吃，應以不傷脾胃為準。

如果夏季吃多了寒涼的食物，如瓜、桃、冰之類就會傷脾，冬季吃多了溫熱的食物則傷胃。

四、袪疾——防病袪疾，要在中宜

所謂「卻疾」，主要表現在「未病先防」和「既病防變」兩個方面。

在疾病預防方面，善於養生的人，應該知道保身的重要。所謂保身就是注重形體和精神的保養，這是養生最重要的一個原則。

人們在身體無病的情況下，應儘量避免服用藥物，以飲食調養為宜。因為「是藥三分毒」，藥物是用來治療疾病的，不宜常用。

在疾病的防變治療方面，一旦疾病發現之後，應及早治療。疾病早期，病位較淺，還沒傷到人的正氣，治療比較容易；若病入膏肓，正氣已經衰敗，這時治療非常困難。所以人們一旦發生疾病要及時就醫。

萬全留下了很多著名的益壽延年秘方，如春壽酒方，常服用可益陰精而能延壽，黑鬚髮而不老，安神志以常清。

• 春壽酒方

【做法】取熟地黃、生地黃、山藥、蓮子、天冬、麥冬、紅棗各30克，米酒2000克，將紅棗去核，與其他各藥共加工碎，裝紗布袋內，放入盛酒的壇中，加蓋，置文火上煮5～10分鐘，取下放涼，密封置陰涼處7～10天，開封後，取去藥袋，即可食用。每日3次，每次15～30毫升。或隨量飲，勿醉。

【功效】主治腰酸腿軟，神疲乏力，食慾不振，頭髮早白等症。

現代人十分重視對疾病的防治，「無病早防，有病早治」已深入人心，藥膳也慢慢得到了普及，治療疾病逐步從盲目求醫過渡到對醫生的選擇，有的甚至不惜花重金去聘請醫生。

當然，也有些做法並不科學，如盲目吃補藥、喝藥酒等，這都不利於人們的養生。

總而言之，萬全的養生思想即在綜合調理中突出食養，正如他在「養生總論」中指出的，「養生之道，只要不思聲色，不思勝負，不思得失，不思榮辱，心無煩惱，形無勞倦，而兼之以導引，助之以服餌，未有不長生者也。服餌之物，穀肉菜果為上，草木次之，金石為下。」

就是說養生之道，只要不貪戀聲色，不考慮勝負，不計較得失，不關注榮辱，心中沒有煩惱，不使身體疲倦，再加上導引鍛鍊，以及適當的飲食及保健藥品，就沒有不長壽的。人所吃的食物，主要為穀肉菜果，其次是草木等藥物，最後才是金石。

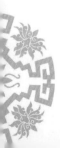

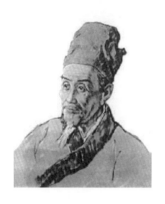

李時珍養生之道——藥食保健

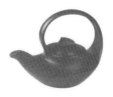

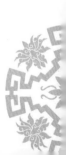

中醫名家養生秘方——揭開歷代名醫的養生長壽之道

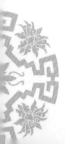

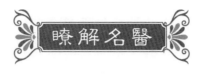

瞭解名醫

　　李時珍（1518—1593年），字東璧，晚號瀕湖山人，蘄州（今湖北省蘄春縣）人，生於世醫之家。他編著的《本草綱目》，以宋代唐慎微《證類本草》為藍本，集唐、宋諸家本草之精粹，益金、元、明各家藥籍之不足、繼承我國本草研究的傳統，獨闢蹊徑，把本草學推向一個新的高峰。

　　1578年，《本草綱目》撰成，但到他死後才得到發行。並被譯成日、韓、拉丁、德、英、法、俄諸種文字，流行全世界。英國的李約瑟說：「明代最偉大的科學成就是李時珍的《本草綱目》。」

　　李時珍在《本草綱目》中收集的抗衰老方藥集中，瞭解我國16世紀之前延緩衰老藥物大全。

養生名言

　　羅天益《寶鑒》云：粳、粟米粥，氣薄味淡，陽中之陰也。所以淡滲下行，能利小便。韓《醫通》云：一人病淋，素不服藥。予令專啖粟米粥，絕去他味。旬餘減，月餘痊。此五穀治病之理也。又張耒《粥記》云：每晨起，食粥一大碗。空腹胃虛，穀氣便作，所補不細。又極柔膩，與腸胃相得，最為飲食

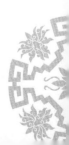

之良。妙齊和尚說：山中僧，每將旦一粥，甚係利害。如不食，則終日覺臟腑燥涸。蓋粥能暢胃氣，生津液也。大抵養生求安樂，亦無深遠難知之事，不過寢食之間爾。故作此勸人每日食粥，勿大笑也……此皆著粥之有益如此。諸穀作粥，詳見本條。古方有用藥物、粳、粟、粱米作粥，治病甚多。

——《本草綱目‧穀部》

李時珍在《本草綱日》中介紹了很多食粥養生的方法。粥是日常飲食中最常見的品種之一，主要由米加水煮成，俗稱稀飯。

藥粥，就是以穀類為主，配合水果、蔬菜、魚肉蛋奶、藥物等製成的稀飯。我國藥粥療法可謂源遠流長。藥粥療法，是在中醫學理論指導下，將藥粥用於強身延年、防治疾病的一種飲食療法。

粥有暢胃氣、生津液的作用，適用於各種人群，特別對年老體弱的人，其補益脾胃的食養作用尤為顯著。

養生之道——藥食保健

李時珍提倡用無毒易食的穀肉和果菜延年益壽，採用辨證抗衰老藥食保健的方法延緩衰老。他宣導的藥食保健主要具有健脾補腎、安神益智等作用，尤其是流傳下來的很多藥粥養生秘方，對我們日常應用十分有益。

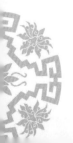

一、健脾補腎

人的衰老從腎精衰枯開始，而脾胃為後天之本，氣血生化之源，健補脾胃是抗衰延年的關鍵。

在《本草綱目》中，李時珍對健補脾胃的方藥記載較多，如人參、黃芪、白朮、茯苓、黃精、蒼朮、靈芝、刺五加、甘草等常用藥七十餘種。元氣是人體生理功能的根本，欲健身者，注重脾胃，固其元氣，使後天充實，李時珍研製出了「人參膏」、「參朮膏」、「蒼朮散」、「脾虛不化方」、「薏苡仁酒」、「朮酒」等各種穀食酒和健脾和胃的藥物。

脾胃虛弱的人就有一種很好的調養方──參朮膏。具有滋補、止久泄痢，治一切脾胃虛弱，補益元氣的功效。取白朮500克，人參120克，切片，加水適量，浸泡一夜，煎取濃汁去滓，熬膏，加適量蜂蜜。服用的時候每次取1匙，用開水送下，每日3次。

以人參、生薑、蜜組成「脾胃虛弱不思飲食方」，可治療脾胃氣虛證；以黃牛肉、山藥、白蓮子、小茴香等組成的「返本丸」有補益諸虛不足的作用。

另一方面，肝腎功能對健康長壽的影響也很大。腎氣虛弱，陽氣衰微，陽氣不能上達脾胃，則脾胃虛寒，無力行運化水穀的功能，後天匱乏，致使先天腎氣失去後天的補充而愈加虧乏。

《本草綱目》中記載了很多養肝補腎的藥物，如枸杞子、女貞子、菟絲子、紫河車、地黃、鹿茸、山茱萸、刺

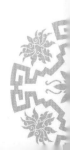

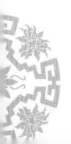

現代研究證明，人參抗衰老作用機制主要有兩個。

① 能延長人的羊膜細胞的生命週期，推遲羊膜細胞的退行性變化；

② 能增加機體免疫球蛋白的含量，增加網狀內皮系統吞噬的功能，促進健康人淋巴細胞的轉化。

五加、何首烏、續斷、補骨脂、益智仁、肉蓯蓉、黃精、狗脊、巴戟天、淫羊藿、仙茅等三十餘種。

《本草綱目》中有一個非常有名的養生長壽方——補腎興陽方。用蝦米500克，蛤蚧2枚，茴香、花椒各120克。並以青鹽化酒炙炒，以木香粗末30克和勻，趁熱放入新瓶中密封。服用時每次1匙，空腹鹽水或白酒送服。主治腎虛陽痿、早洩、性慾減退，以及老年骨質疏鬆症、小孩缺鈣和生長發育不良等症。

有以金毛狗脊、遠志肉、白茯神、當歸身組成的「固精強骨方」，以烏雄雞與無灰酒煮成的「腎虛耳聾方」，以阿膠、蔥白組成的「老人虛秘方」，以蜀椒、生地黃組成的「椒紅丸」，以及酒、粥、服食方共75首。這些方藥，都有補腎益肝、益陰壯陽、固齒烏髮、容顏益壽的功效，是養生增壽的必備品。

李時珍在補益肝腎中尤重腎陽之虛衰，《本草綱目》中溫腎藥物有很多，如菟絲子、山茱萸、肉蓯蓉、補骨

> 現代研究發現，腎陽虛證存在下丘腦－垂體－腎上腺皮質、甲狀腺、性腺三軸系統功能紊亂，細胞免疫功能低下，內分泌和骨代謝功能失調是腎虛患者不同證型的共性，也是導致人衰老的重要原因。

脂、仙茅、淫羊藿、巴戟天、冬蟲夏草、鹿茸等，有激發、振奮、扶助腎中之真陽的功效。腎陽稟於先天，是人身之根本，能激發他臟，在生、長、壯、老、已的整個過程起決定性的作用。

二、益智養顏

心主神明。老年人精神方面的衰老與身體衰老基本一致，精神衰老多為記憶力、學習能力減退，思維活動遲鈍，除與腎精虧虛相關外，多由心血暗耗，血不養心而致神不守舍。人養心陰既可益智，又可養心神，對延緩中老年期精神衰老作用很大。

在《本草綱目》中有不少可以補心安神、益智駐顏的方藥，如茯苓、茯神、柏子仁、遠志、酸棗仁、龍眼肉、石菖蒲、朱砂、合歡花、琥珀、生地黃、麥冬、玄參、百合等。

瓊玉膏是著名的長壽秘方，非常適宜中老年人氣陰兩虛體質的人服用。取生地黃1000克，茯苓250克，加水適

量，浸泡透發，以文火煎煮，沸後30分鐘濾取煎液1次，加水再煎，共取煎液3次，合併所有煎液，以文火煎熬至濃稠時加入蜂蜜250克，熬至滴液成珠後，離火，放入紅參末30克，攪拌均勻，裝瓶備用。每日2次，每次1～2食匙，沸水沖服或含服，其功能重在益氣養陰，具有滋腎、益脾、養心、潤肺等功能。

以沉香、茯神組成的「朱雀丸」，其功效為安神定志；以龜板、熟地黃、豬脊髓組成的「補陰丸」，其功效為滋陰補水，填髓益神等，均為中老年人延年益壽的好

現代研究發現：青少年的血紅細胞大都是圓潤透亮、大小均勻、分散活躍的，而大多數中老年人的血紅細胞往往乾癟灰暗、變異畸形，表現出脫水衰老的狀況。這一發現說明了人體的衰老與血紅細胞的衰老病變有著密切的關係。由於缺乏活力、變異黏連的血紅細胞很難流過人體組織器官的毛細血管和末端部位，就會造成微循環下降，一方面導致人體器官和組織的氧氣和養分供應不足，另一方面又會導致體內廢物、毒素和雜質無法正常代謝，進而導致人體組織和器官種種衰老、功能異常和病變現象的產生。

許多中老年疾病，包括老年期精神障礙、血管硬化、腦栓塞等都與此有密切關係。

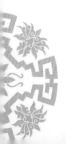

藥。

此外，也有很多美容養顏秘方。如櫻花洗面劑，即用櫻花研末，同紫萍、牙皂、白梅肉一同研為細末，塗面可去黑斑，使面色紅潤光澤。

三、食養保健

中醫很重視飲食調節、適度營養與健康長壽的關係，主張利用食養療法，保持身體健康，以延長壽命。

李時珍強調要保持健康長壽，飲食上務必講究衛生，注重飲食營養，並把穀物、肉類、魚類均列為本草，多達百餘種，作為藥物予以闡述。

常用的有胡麻、黑大豆、薏苡仁、蓮子、芡實、穀芽、蜜糖、山楂、鱉肉、牛肉、雞肉、羊肉等。還講了很多關於豆腐、米糕、蒸餅等日常食品的製做方法，這些都有益於抗衰延年。

酒性善走竄，可宣和百脈、舒筋活絡，具有補益功

芝麻即胡麻，有「補五臟、長肌肉、填髓海，久服輕身不老」的功效。現代研究證明，芝麻含大量不飽和脂肪酸、芝麻素、葉酸、煙酸、卵磷脂、維生素E。其中維生素E有降血糖、降膽固醇、防治動脈硬化的功效，對抗衰老有顯著作用。

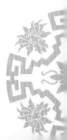

效，故可酌情釀成藥酒使用。李時珍在《本草綱目》中介紹有三十餘種花果露酒，如人參酒、虎骨酒、五加皮酒、枸杞酒、鹿茸酒、葡萄酒等。

葡萄酒香氣馥郁、味道協調、甜度適宜、回味悠長。現代醫學證明，適時適量地飲用葡萄酒，可強心提神、助氣健胃、增進食慾、促進血液循環、消除疲勞、增強青春活力。

四、藥粥養生

現代醫學指出了喝粥的七大好處。

1. 容易消化

白米熬煮溫度超過60攝氏度就會產生糊化作用，很適合腸胃不適的人食用。

2.增強食慾、補充體力

生病時食慾不振，清粥搭配一些開胃小菜，既能促進食慾，又能為虛弱的病人補充體力。

3. 防止便秘

稀飯含有大量的水分，能為身體補充水分，有效防止便秘。

4. 預防感冒

天冷時，清早起床喝上一碗熱粥，可以幫助保暖、增

強身體禦寒能力、預防受寒感冒。

5. 防止喉嚨乾澀

溫熱的粥汁能滋潤喉嚨，有效緩解不適感。

6. 調養腸胃

腸胃功能較弱或潰瘍患者，平日應少食多餐、細嚼慢嚥，很適合喝稀飯調養腸胃。

7. 延年益壽

喝粥可以延年益壽。五穀雜糧熬煮成粥，含有更豐富的營養素與膳食纖維，對於中老年人、牙齒鬆動的人或病人，多喝粥可防小病，更是保健養生的最佳良方。

《本草綱目》介紹了62種粥食。大部分以五穀糧食為主製作，適於腸胃消化，能夠充養後天之氣，從而補益脾胃運化功能，對老年脾胃多虛，不耐粗雜疾患者，尤為相宜。

粥是人們十分喜愛的常用食品，特別是天氣炎熱的南方，喝粥的人很多。例如，在廣州不僅粥店林立，而且粥品的名目繁多，有魚片粥、肉丸粥、牛肉粥、八寶粥、生菜粥、水蛇粥等數十種不同的藥粥。

糯米粥、秈米粥、栗米粥、芡實粥、綠豆粥、茯苓粥、胡蘿蔔粥、菠菜粥等，能滋養脾胃、固益精氣。下面列舉幾個簡單有效的養生粥方供參考。

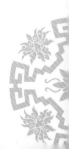

● 胡蘿蔔粥

【做法】取新鮮胡蘿蔔、粳米各適量（根據飯量大小而定）。胡蘿蔔洗淨切碎，與粳米一同放入鍋內，適量加水，煮至米開粥稠即可。早晚餐時加熱食用。

【功效】具有健脾和胃，下氣化滯，明目，降血壓利尿的功效。

● 菠菜粥

【做法】取新鮮連根菠菜100 ～ 150 克、粳米100 克。將菠菜洗淨用手撕開，先放在開水中稍煮片刻以除去草酸，隨即撈出。再與粳米放入沙鍋內，加清水800 毫升左右，煮至米爛粥稠。每日早晚餐頓服。

【功效】具有補血、止血和血潤腸作用。適用於缺鐵性貧血及大便澀滯不通等症，但腸胃虛寒、便清腹瀉及遺尿者忌用。

● 麥冬粥

【做法】取麥冬10 克，大米100 克，白糖適量。將麥冬擇淨，用布包好，水煎取汁，加大米煮粥。待熟時調入白砂糖，再煮一、二沸即成，每日1 劑。

【功效】可潤肺養陰、養胃生津、清心除煩。適用於肺燥咳嗽、口乾口渴、心煩不眠、大便秘結等病症。

● 梨汁粥

【做法】取鮮梨2 個，大米100 克，白糖適量。將梨洗淨，去皮、核，榨汁備用。將梨皮、梨渣、梨核水煎取

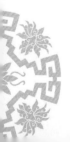

汁，加大米煮粥。待熟時調入梨汁、白砂糖，再煮一、二沸服用，每日1劑。

【功效】可潤肺化痰、清熱生津。適用於肺熱咳嗽或燥咳，熱病津傷口渴或酒後煩渴等。

• 瓜蔞粥

【做法】取瓜蔞15克，大米100克，白糖適量。將瓜蔞擇淨，水煎取汁，加大米煮粥。待熟時調入白糖，再煮一、二沸即成，每日1劑，連續3～5天。

【功效】可清熱化痰、利氣寬胸、潤腸通便、解毒散結。適用於肺熱咳嗽、胸膈滿悶、腸燥便秘及熱毒蘊結所致的肺癰、腸癰、乳癰等。

在民間流傳著一首健康粥歌，對於養生保健很有幫助。

若要不失眠，煮粥加白蓮；
要想皮膚好，米粥煮紅棗；
氣短體虛弱，煮粥加山藥；
治理血小板，花生衣煮粥；
心虛氣不足，桂圓煨米粥；
要治口臭症，荔枝能除根；
清退高熱症，煮粥加蘆根；
血壓高頭暈，胡蘿蔔粥靈；
要保肝功好，枸杞煮粥妙；
口渴心煩躁，粥加奇異果；
防治腳氣病，米糠煮粥飲；
腸胃緩瀉症，核桃米粥燉；

頭昏多汗症，煮粥加薏仁；
便秘補中氣，藕粥很相宜；
夏令防中暑，荷葉同粥煮；
若要雙目明，粥中加旱芹。

第十章

李梴養生之道——守神養精

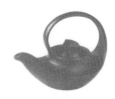

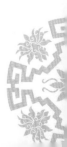

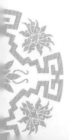

瞭解名醫

李梴，字健齋，南豐（今江西省南豐）人。大約生活在明代嘉靖至萬曆年間。自幼好學，身負奇才，淡泊名利，青年時期因病習醫，博覽歷代醫籍，精心研究各家醫論，行醫於江西、福建兩省，療效卓著，聲望頗高。

晚年深感醫學書籍浩瀚繁多，且散漫不成系統，對於初學者來說不太容易找到入門的方法。於是收集醫書數十種，前後花了四年時間編成《醫學入門》，並於明代萬曆三年（1575 年）刊行於世。該書內容廣博，分類明晰，以歌賦為正文，注文作補充說明，不僅彙集各家學說，而且有許多獨到的見解。

養生名言

精神內守，則身心凝定，而無俟（意為等待）於制伏之強，如今之靜工也……若不識盡天年度百歲乃去機括，雖終日閉目，只是一團私意，靜亦動也；若識透天年百歲之有分限節度，則事事循理自然，不貪不躁不妄，斯可以卻未病而盡天年矣……主於理，則人欲消亡而心情神悅，不求靜而自靜……正思慮以養神。

——《醫學入門·保養說》

這是李梴在《醫學入門》中對於精神內守以養神的一段養生名言。

全文的意思是，精神意識守護於體內，則人的身形與心神合凝而安定，這就不需要讓心神與身形相爭了，如現今的靜養功就能做到這一點。

養生者若不能辨識其健康長壽的要素，那他雖然整日閉目修行，也只是一肚子的私心雜念，外表恬淡清靜，而內心未靜、躁動難安；若已識悟了長命百歲是其心神能節動趨靜，則遇到的任何事都能做到循規蹈矩、效法自然的少動多靜法則，不貪多、不躁動、不妄為，這樣就可以防病治病而健康長壽。

李梴宣導用理智和養生之道來駕馭生命，這樣就可使難消的人欲自消而心神清靜喜悅。到達這種境界時，你雖不求心神清靜也會自然清靜。這就是李梴所謂的用無私或少私的思慮以養神靜心的道理。

養生之道——守神養精

大量飲酒、醉酒入房、起居無常等不良生活習慣是導致人衰老的主要原因，所以，只有「飲食有節，起居有常」，「精神內守」的人才能活到天年，並且這也是保養的根本。

現代心理學研究發現，當一個人感到煩惱、苦悶、焦慮的時候，身體的血氧化作用就會降低，而人的心情愉快時，整個新陳代謝就會改善。

醫學研究則表明，癌症、冠心病、高血壓病、潰瘍、神經官能症、甲亢、偏頭痛、糖尿病都與心理因素有關，而其中最主要的心理因素就是不良情緒狀態。

許多研究證明，緊張、焦慮和恐懼等不良情緒是健康的大敵。

一、靜以養神

《黃帝內經》中所說的「志閑而少慾，心安而不懼」是指人志不貪，心易足，知足常樂，不被外界諸多誘惑左右的「無求」境界，這種心理狀態也是人長命百歲的原因。

二、薄味養胃

在飲食方面，早晨起來可以喝一碗粥。粥淡滲下行，能利小便，並且可以養胃氣、生津液，令人一日清爽。不要過多食用煎炸油膩、膏粱厚味及一切生冷食物，這些食

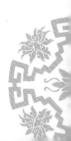

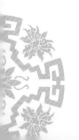

> 　　現代醫學指出，飲食應注意多吃蔬菜、水果及較好的蛋白質；少吃高鹽的食物如臘肉、香腸，罐頭製品（肉醬、花瓜、豆腐乳）及高膽固醇的食物如蛋黃、肝臟、龍蝦等。要做到粗細搭配、平衡膳食，多吃維生素和礦物質豐富的牛奶、豆漿、芝麻、百合以及蔬菜水果，少吃動物脂肪和含糖量高的食物。

物都會損傷人的脾胃。

　　飲食中如果能甘於淡薄，則五味（泛指天然健康之品）可以補養五臟，人就能健康長壽。

　　其次，對酒肉應適量攝入，不能過量。飲酒過量可使人心神迷亂。一般人一定要注意限量，才能保持神志清醒。

　　在飲食方面注意不可過飽，即使是喝粥也不能過飽，要遵循「吃得三碗，只吃兩碗」的古訓。

　　近代著名畫家譚建丞，浙江省湖州人，曾被國畫大師李苦禪譽為「江南書畫第一擘」，95歲後仍有書畫大作問世。但是他先天不足，其父母患肺病咯血，比他小2歲的弟弟因肺病夭折，所以，們都認為他活不到30歲。後來就有人向他討教養生經驗，譚老說：「大致有以下幾點：一是少吃，二是多動，三是睡足，四是晚餐吃粥。」

　　實際上，第一點「少吃」與第四點「喝粥」，是養護後天之本——脾胃的妙法。

　　現代研究表明，酒既可安神鎮靜，又能做興奮劑。

　　飲用含乙醇10％左右的低度酒，可增加胃液分泌，促進食慾；濃度一旦超過20％，則會抑制胃液分泌，減弱胃蛋白酶活性；40％以上的高度酒則對胃黏膜有強烈的刺激作用，可致慢性胃炎。

　　適量飲酒，可促進人體血液循環，讓人抒情言志延年益壽，但過量飲酒則會使肝臟代謝功能受損，造成酒精性肝病，損傷中樞神經系統功能，並可增加患各種癌症的機率。

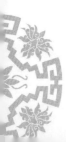

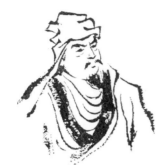

第十一章

龔廷賢養生之道——形神並養

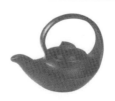

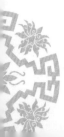

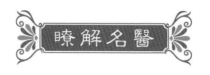

瞭解名醫

明代御醫龔廷賢（1522—1619年），字子才，他活到97歲，是江西省金溪人，曾隱居金溪雲林山中。龔氏家族世代行醫，其父、弟、子、侄，均為太醫院醫官。龔廷賢本人也曾任職於太醫院。

龔廷賢從小受家庭影響，愛好醫學。跟隨父親學醫，繼承祖業，以「良醫濟世，功同良相」自勵。他白天從父侍診，閒暇時間攻讀醫書，刻苦鑽研。他善於總結繼承家傳的診療實踐經驗，並虛心向別人學習。在臨床診治時尊古而不拘泥，探索五臟癥結之根源；在治法上博採眾長，多法並進，不僅在臨床上創製了大量的方藥，還在針法、灸法、推拿療法、飲食療法、心理療法等方面頗有見地，是真正的全科醫家。

龔廷賢利用供職皇家的機會，致力於發掘整理宮廷醫籍，得見了很多珍本、孤本，極大地豐富了知識。他結合自己的實踐經驗，編撰了《萬病回春》、《壽世保元》等巨著，內容豐富、涉及面廣。

《壽世保元》一書在中國養生史上佔有重要的地位，屬難得的養生名著，受到明清以來廣大養生愛好者的推崇，至今仍有一定的實用價值。

龔廷賢認為衰老是不可抗拒的自然法則，平素要注意攝生養性，預防疾病，以延緩衰老。

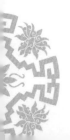

養生名言

薄滋味，省思慮，節嗜慾，戒喜怒，惜元氣，簡言語，輕得失，破憂沮，除妄想，遠好惡，收視聽。又：

惜氣存精更養神，少思寡慾勿勞心。食唯半飽無兼味，酒止三分莫過頻。

每把戲言多取笑，常含樂意莫生嗔。炎涼變詐都休問，任我逍遙過百春。

──《壽世保元·攝養》

明代傑出的醫家龔廷賢在深入研究中醫養生理論的基礎上，結合自己的養生實踐歸納總結，得到了攝養三字真言。

龔廷賢一生探索衰老的規律，尋找健康長壽的方法。提醒人們要順應自然，按四季養生，遵循作息時間；處理好人際關係，為人謙讓，樂於助人；不管發生什麼事，順其自然，保持心靈的寧靜；不出狂言，不作妄想，控制自己的喜怒哀樂，不可情緒過激；不要以為小事無益，常做有損身體之事；量力而行，不過勞不過逸；穿著合體保暖即可，不要追求華麗；生活節奏有規律，多做調息；精神有所寄託，可借詩歌、書籍以言志，可遊山玩水以怡情；一家人和睦相處，身心安寧；多行善事，幫扶弱者。

這些堪稱金玉良言。言簡意深、內涵豐富，如果能潛

心研究，並按這些方法做，對於養生長壽大有好處。

養生之道——形神並養

在養生方面，龔廷賢主張形神並養，即順應自然以防疾病，量力而行以防勞傷，清心寡慾以養精神，吟詩寫書以怡情悅志，注意飲食以調理脾胃等。

一、調養脾胃

人衰老的原因之一是脾胃氣弱，所以，人們想要益壽延年就要時刻顧護脾胃。調理脾胃也是歷代名醫包括明代名醫張介賓等反覆強調的養生要點。

人們日常生活細節要引起重視，因為平時不注意調理脾胃，也可能因為脾胃功能的紊亂而減壽。

1. 脾胃調養的細節

平時人體調養脾胃要注意以下細節。

飲食常宜溫服，夏月酷暑，不要貪涼吃過多冷食；飲食要有規律，吃飯不要吃得過飽，不要餓極了才吃飯；

不要吃過飯馬上躺下，也不要終日坐著不動，適量運動；

飯後可以用手按摩腹數百遍，也可以緩慢地行走以促進消化；

飽食後不能奔走跳躍，登高涉險，做一些劇烈的運動；

1. 暴飲暴食會給身體帶來嚴重損害。美國抗衰老專家希爾嚴肅地指出：「長期飽食是在為自己掘墓，如果你為美食所誘惑，一味追求吃喝，那麼它的危害會進入你身體的每一個細胞，最終會將你毀掉。」

2. 飲食不規律，會嚴重損傷腸胃功能，導致慢性胃炎或胃潰瘍的發生。而挑食、偏食都是非常不良的飲食習慣，對生長發育極不利。偏食容易導致某些營養素的攝入不足或過量，造成體質虛弱抵抗力差，容易生病或是過度肥胖，影響人體的生長發育和健康狀況。

不宜多吃夜宵；

不要渴極了才去喝水，飲水不要一次飲得過多；

適量飲酒對身體有益，過量會損傷身體。

其實如果平素不注意飲食衛生，不好好調理脾胃，不注重科學營養飲食，反而會加速人體的衰老。

2. 老年人調理脾胃的細節

「飲溫暖而戒寒涼，食細軟而遠生硬，務須減少，頻頻慢餐，不可貪多，慌慌大咽。」

老年人脾胃功能比較虛弱，消化能力較差，因此日常飲食中宜細軟，宜少食多餐；

老人大多牙齒不大好，應當少吃或不吃生硬之物，以

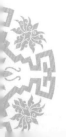

> 細嚼慢嚥的好處很多。
>
> 　　一是多嚼可以使食物易於消化，又可增強飽脹感，有利於節食減肥；
>
> 　　二是細嚼能鍛鍊牙齒，可以起到固齒的作用，能防止牙齒過早掉落；
>
> 　　三是細嚼可增加唾液分泌，唾液能消毒殺菌防病，並且可以促進食物消化，十分有利於人體健康。

防止加重牙齒損傷；

　　飲食不可太飽，寧可少吃，切記「不可貪多」；

　　進食時要細嚼慢嚥；

　　特別注意飲食要溫暖，不可過於寒涼。

　　龔廷賢也有很多益壽延年的秘方流傳下來，下面介紹兩個方子。

● 陽春白雪糕

　　取白茯苓（去皮）、懷山藥、芡實仁、蓮子肉（去心皮）各120克，共為細末。陳倉米250克，糯米250克，白糖750克。

　　先將藥和米用麻布袋盛放在鍋內，蒸至熟透後取出，放在容器中，加入白糖攪勻，揉做一塊，用小木模具壓成餅子，曬乾收貯，製成後無論男女老幼均可食用。

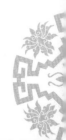

● 扶桑至寶丹

取嫩桑葉洗淨曬乾（打過農藥的桑葉絕不可入藥），與等量的黑芝麻一起研為細末，加入蜂蜜做成梧桐子大的小丸，每天服藥2次，每次100丸，白開水送下。

此方原是「胡僧」（當是少數民族僧人）推薦給相國袁郡的，袁郡服此方頗受益，直至88歲時仍很健康。老人經常服用這個方子，可使步健眼明、須白返黑，又能消痰生津、補髓添精。

二、動靜勞逸

生命在於運動，但凡事都應適度，超出了一定的度就會造成傷害。所謂量力，就是要因人而異。人的體力有強有弱，體質有好有差。而勞動也有腦力勞動和體力勞動的區分。所以要根據各人的不同情況進行勞作運動，或長或短，或快或慢，自我控制，自我調整，原則是不要感覺到太累。

老年人處理日常生活事務要注意量力而行，適可而止，不要勉為其難。不論是外出赴宴或者在家裏準備酒食菜餚款待客人，都不要過於勞累，否則就有可能發生意外。

休息過長、睡眠太多，同樣會使人身體倦怠。休息、玩耍，這些本來是人們認為的安逸享樂之事，但享之過分，對延年益壽也很不利。

所以龔廷賢提出「坐臥順時，勿令身怠，可以延年」。建議動靜結合，養成良好的個人生活習慣，起床、進食、工作、勞動、休息、睡眠要定時定量，形成規律，

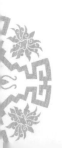

不要輕易破壞。這也是現代醫學生物鐘的觀點。

三、養心調神

精、氣、神是人的「三寶」。保精、益氣、養神是健康長壽的根本大法。人身之氣以順為健，不順則病。人的心態的變化有可能會導致人身之氣不順，有損健康。

人有七情六慾，喜、怒、憂、思、悲、恐、驚七情是人之常情。但不論何情，強度過大、突然發作、情緒劇烈，都會損人健康甚至減損壽命。現實生活中因大怒、大喜、大樂、大笑誘發心臟病、腦血管意外而暴死的事例屢見不鮮，要想養生長壽，必須善於控制自己的情緒。

在日常生活中如能做到胸懷開闊、寧靜淡泊、從容溫和，不患得患失、思慮無窮，就能氣機舒暢、血脈和利、樂無病生。

現代人生活壓力很大，平時生活中可以常讀書，多做戶外運動，爬山看水，既可使人心曠神怡、心情舒暢，又可鍛鍊身體、增強體能，一舉兩得。

閑來與家人、親朋、好友談工作、談生活、談古今中外趣事，是人生中一大快樂之事。但言多傷氣，言談時要適當控制時間、不說過多的話、控制情緒、防止激動，此為「言談有節」。

中老年人在處理家庭、子女的關係時要放開胸懷。俗話說「兒孫自有兒孫福」，不要為成敗得失或兒孫之事而勞神苦思，應當清心寡慾，安享晚年，不要因為操勞兒孫之事而減損壽數。

由此可以看出，龔廷賢的養生方法涉及到自然、社會、家庭、生理、心理等各個方面。他也都曾親身實踐，得益頗多。他活到97歲高齡，足跡遍及全國，在當時是難得一見的健康長壽老人。正如他在《壽世保元‧延年良箴》寫到：

四時順攝，晨昏護持，可以延年。
孝友無間，禮義自閑，可以延年。
謙和辭讓，損己利人，可以延年。
物來順應，事過心寧，可以延年。
人我兩忘，勿競炎熱，可以延年。
口勿妄言，意勿妄想，可以延年。
勿爲無益，常愼有損，可以延年。
行住量力，勿爲勞形，可以延年。
坐臥順時，勿令身怠，可以延年。
悲哀喜樂，勿令過情，可以延年。
動止有常，言談有節，可以延年。
詩書悅心，山林逸興，可以延年。
積有善功，常存陰德，可以延年。

第十二章

張介賓養生之道——護腎保精

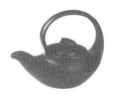

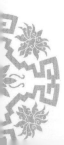

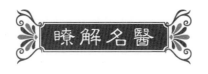

瞭解名醫

　　張介賓（1563—1640年），字會卿。明代山陰會稽縣（今浙江省紹興市）人。張氏祖籍四川，其先世在明初以軍功起家，世授「紹興衛指揮」而移居紹興。其父壽峰是定西侯幕客，兼通醫理。

　　景岳幼年聰穎，喜愛讀書，經史百家無不博覽，通易理、天文、兵法之學，尤其精於醫學。

　　早年即遵父訓學習《黃帝內經》。14歲隨父進京，因而遍交天下奇才異能之士，並跟名醫學醫數年，盡得真傳。壯年參軍，從戎幕府，談兵說劍，遊歷北方，並以醫術著稱於世。他為人治病，診斷準確，用藥精當，被當時的人比作張仲景、李東垣再生，稱為「醫術中傑士」，醫名鼎盛。

　　張介賓的著作在醫學史上佔有很高地位，對充實和發展中國醫學作出了不可磨滅的貢獻。他的主要著作有《類經》、《景岳全書》及《質疑錄》等。

　　在養生方面，張介賓雖然認為先天稟賦強弱是人長壽的重要因素，但他更強調後天調養，認為人是否健康長壽在很大程度上取決於本身的攝養是否正確合理，人的主觀能動性在攝生保健中起著主導作用。陽氣和陰精在人體生命活動中作用重要，因此，人們養生應陰陽並重，不可有偏。

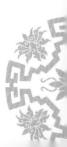

養生名言

　　精不可竭，竭則真散。蓋精能生氣，氣能生神，營衛一身，莫大乎此。故善養生者必寶其精，精盈則氣盛，氣盛則神全，神全則身健，身健則病少。神氣堅強，老而益壯，皆本乎精也。

──《類經》

　　明代著名醫家張介賓的這段話不足百字，卻清楚地表達了人身之精對於健康的重要性。人的精氣是不可以衰竭的，精衰則真元氣散。這是因為精能生氣，氣能生神，營養和保衛身體，沒有比這更重要的了。所以善於養生的人，必然竭力保精，精充盈則氣充盈，氣充盈則心神安全，心神安全則身體健康。人能夠神氣旺盛，老年仍然強壯，都是由於精氣旺盛的緣故。

　　中醫認為，精是人體內在的精微物質，包括先天之精和後天之精。其中腎中所藏的先天之精是構成胚胎發育的原始物質，又是促進生殖機能成熟的物質基礎，直接關係著人體的生長發育和人體的生殖機能。

　　後天之精是由脾胃運化水穀所生成的精微物質，是人的生存之本，用以維持人體的各項生命活動。先天之精必須要依賴於後天之精的充養才能得以維持。因此，一個人既要避免對先天之精的過度消耗，如避免性生活過頻或勞累過度等，又要注重後天之精的補充調養。只有這樣，才

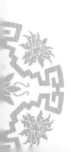

能使精氣充沛，機體功能強健而健康少病，最終達到老而益壯，頤享天年的目的。

養生之道——護腎保精

人體腎中先天之精直接影響著人的衰老，先天之精必須要依賴後天脾胃運化的水穀精微，即營養物質的濡養才能得以維持。因此，避免先天之精的過度喪失和強調後天飲食是張介賓再三強調的養生之道。

張介賓養生上非常注重保養精血，調理脾胃，前面多位名醫養生方法裏已經介紹過了，下面將介紹針對中年人養生的方法，即要注意中年修理，再振根基。

中年既是人生的黃金階段，又是人體生命活動由盛轉衰的時期，此時腎中陰精易虧而難補。因此在這一階段應該重視養生保健，避免陰精和元氣的損傷。

許多人在自己年富力強的時候不注重養生細節，如果這時對於一些細小的損害不以為然，聽之任之，誤認為一怒不足以侵性，一伐不足以傷身，天長日久的積累就會造成身體的大患。

進入中年，自然規律與人為的不注意養生都會造成身體的生理衰退。中年人再振根基，並沒有違反自然規律，而是重新挽回一些已失去的東西，也是實現長壽養生的關鍵，這是人們能做到的。

中年人的養生要注意以下幾點。

一要勞累適度，勞而勿過，以免傷身；

現代醫學證實，中年人正處於一個特殊階段，承受著比較大的社會、家庭和心理壓力，而且經常體力透支。因而就會出現一系列生理機能的變化，這也成為許多老年病的起因。由正確的飲食調養和體育鍛鍊，完全能達到保持健康、延緩衰老的目的。

二要起居有常，合理安排作息，以保持頭腦的清醒靈活，五官的靈動敏銳，肢體的強健有力；

三要保持平和的心態，即處世要豁達謙讓，和善待人，生活知足，保持自信，勤於用腦。

宋代醫家陳直在《壽親養老新書》中說：「自身有病自身知，身病還將心自醫，心境靜時身亦靜，心生還是病生時。」

中國古代許多名人帝王就非常注重中年養生這點。如清代雍正、乾隆年間有名的軍機大臣張廷玉，少年時體質很差，弱不禁風，時常生病遭災，平時言談舉止無力，步行500公尺就感到疲憊不堪。其父張英，清朝大學士，官至禮部尚書，常為他擔憂，以為他活不到成年就會早早夭折。但張廷玉十分注重後天養生以彌補先天不足，一方面動以養形，節慾養腎，另一方面十分注意飲食養生。

他家雖說山珍海味應有盡有，參茸補品一點不缺，但卻從不胡亂滋補，而重視養護脾胃。保全後天之本，最終活至84歲的高齡。

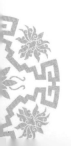

第十三章

汪綺石養生之道──六節八防

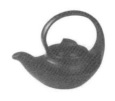

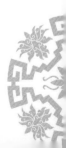

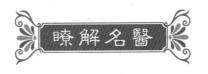

瞭解名醫

　　汪綺石是明代醫家。但其姓名已無法考證，人稱綺石先生。他根據多年的經驗寫成《理虛元鑒》，這是一部中醫虛勞證治專著，理法方藥俱備，文字簡要而重點突出，對中醫虛損學說的形成產生了深遠的影響。

　　汪綺石在養生防病方面提出了具體措施。

　　「二護」，即人平時常宜保護兩足、肩與眉際，以免在無意中感邪。

　　「三候」，即春初、仲夏及夏秋之交，人最容易生病，更應加以調攝。

　　「二守」，即服藥與攝養，指要有恒心，要長期堅持服藥和調養，才有可能取得較好的臨床療效。

　　「三禁」，即治療時的用藥禁忌，包括一禁燥烈、二禁苦寒、三禁伐氣。如虛勞之痰的病因是火逆水泛，就不是二陳、香砂等燥烈之藥所能治好的；虛勞之火是陰虛火動造成的，也就不是知母、黃柏、黃芩、黃連、梔子等苦寒藥所能清的。至於飲食禁忌，像香燥、生冷、辛辣的食品，都應避忌。

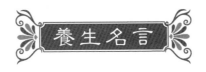

養生名言

　　其在蕩而不收者，宜節嗜慾以養精；在滯而不化

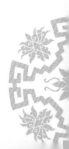

者，宜節煩惱以養神；在激而不平者，宜節忿怒以養肝；在躁而不靜者，宜節辛勤以養力；在瑣屑而不坦夷者，宜節思慮以養心；在慈悲而不解脫者，宜節悲哀以養肺。

所以一年之內，春防風，又防寒；夏防暑熱，又防因暑取涼，而致感寒；長夏防濕；秋防燥；冬防寒，又防風。

——《理虛元鑒》

明代名醫汪綺石先生提倡未病當先預防，輕病當予早期調養，有六節、八防的預防要點。

六節的節為節省的意思。其實人的情緒都有過激的時候，這時候就要注意節制，要不然就容易致病。而且如果由於這種原因而致病的話，治療的時候就要依靠患者自己的克制、自己的醒悟，而不是單憑醫生的藥物就能徹底治好的。根據人的性情不同，分別要注意六個方面的節制：節制性慾，節制煩惱，節制忿怒，節制辛勤，節制思慮，節制悲哀。

八防指的是一年之內要注意防止八種外邪的侵襲而致病，這八種外邪分別是指：在春天防風邪和寒邪；在盛夏防暑邪，在長夏防濕邪，同時又要注意保護人體陽氣，防止因避暑而過分貪涼，而傷害了體內的陽氣；在秋天防燥邪；在冬天防寒邪和風邪。

身體虛勞的人，如果不注意八防，再感受一番傷寒或痢疾之類，就更加承受不起了。

八防不管是患者還是醫生都應該知道。醫生應根據氣

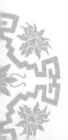

候的變化而對患者進行調理，「以補陰陽造化之偏，而制其太過，護其不足」。

養生之道——六節八防

「六節」指的是人們平時要注意節嗜慾以養精，節煩惱以養神，節忿怒以養肝，節辛勤以養力，節思慮以養心，節悲哀以養肺，以防情志、勞傷等因素致病。

「八防」是要人們一年之中根據季節的變換注意防止風、寒、暑、濕、燥等各種外邪的侵襲，以保養身體。具體的方法下面將詳細介紹。

一、六節防內傷

六節當中的節煩惱、節忿怒、節思慮、節悲哀都屬於節心理情志的內容，因此，也可以將六節概括為三個方面，即：節情志、節嗜慾、節辛勤。

1. 節情志養五臟

人體對客觀外界事物和現象都會做出不同的情志反應，一般正常的情志活動不會使人發病。但是如果突然、強烈或長期持久的情志刺激，超過人體本身生理活動的調節範圍，引起臟腑氣血功能紊亂，就會導致疾病的發生。如，過度忿怒，影響肝的疏泄功能。會出現頭脹頭痛、面紅目赤、嘔血，甚至昏厥卒倒。

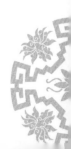

過度悲傷會損傷肺氣。出現氣短、精神萎靡不振、乏力等。

過度思慮，經常為一些瑣屑的小事而耿耿於懷，天長日久就會暗耗心血。會出現精神疲乏、健忘失眠、形體消瘦等症狀。

知道了這些就可以根據不同的個體差異來調節情志，消除不良刺激，保持良好的心境。

- 煩惱過度而心中苦悶的人，應節煩惱以養神；
- 性格過於偏激而不穩重的人，應節忿怒以養肝；
- 為瑣屑小事而思慮過度的人，應節思慮以養心；
- 悲傷過度而不能自拔的人，應節悲哀以養肺。

那麼具體如何調節呢？

結合現代人的生活特點，我們可以採取以下方法。

第一，及時疏泄情緒。

中國醫學認為「鬱則發之」。當情緒不佳時，千萬不

現代研究發現，因為感情變化而流出的眼淚中含有兩種神經傳導物質，這兩種傳導物質隨眼淚排出體外後，可減輕痛苦和消除煩惱。美國聖保羅市精神病學研究室主任威廉‧弗列有個有趣的實驗：在受試的200名男女中，有85％的女性及73％的男性，當痛苦地哭泣之後，自我感覺都比哭之前好得多，而且健康狀況之後也有所改進。

要把煩惱悶在心裏，一定要發洩出來。如果可以痛痛快快地大哭一場，讓眼淚盡情地流出來，就會覺得舒服一些。

第二，移情易性。

移情，指排遣情思，使思想焦點轉移他處。易志，指改易心志以恢復愉悅和平的心志。如果在工作中遇到困難和挫折，下班回到家裏心情仍然不好時，不要一頭栽倒在沙發、椅凳或床鋪上靜坐躺臥，而是應該幫助家人進廚房幹幹活，或者教小孩識字跳舞，或者打開收音機、電視機欣賞音樂、戲劇，或者串串門、聊聊天。這樣，可以自我解脫、移情易性、穩定情緒。

2. 節嗜欲以養精

一般而言，自青春萌動，就會出現性慾；進入青年時期，性慾日漸旺盛，並會持續相當長一段時間；中年以後，性慾日減；進入老年期，才漸漸消失。

節制嗜慾，才能使腎中精氣經常保持充盈狀態，對人體的體力、智力、抗病力的充沛與衰老的延緩都十分有利。

3. 節辛勤以養力

《黃帝內經》中說：「久視傷血，久臥傷氣，久坐傷肉，久立傷骨，久行傷筋。」人如果過度疲勞，就會造成精氣的耗傷。而精血同源，正常情況下可以相互轉化，但精不足的情況下也會造成血不足。精血不足就不能濡養臟腑，各臟腑組織器官功能必然減退。如，

頭部精血不足可出見頭暈、頭痛、耳鳴、眼花；

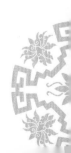

　　根據一家保險公司對6000名已故運動員進行的研究統計，運動員的平均壽命只有50歲，其中大多數是由於運動過量造成的。一項對參加過1998年洛杉磯馬拉松比賽運動員的研究發現，賽後病倒的運動員人數約14％，比接受過訓練但沒參賽者高出近5倍。

　　肝精血不足，常表現為眼目乾澀、視力減退，甚至出現夜盲症；

　　筋精血失養，可使血虛生風而見抽掣、肢體麻木等；

　　心精血不足，則會造成神不守舍而常見驚悸、善恐、失眠、多夢、健忘。

　　因而，汪綺石提示人們平時不要過於辛勞，以避免損耗精氣。經過緊張、勞累的工作之後，應有一定的時間進行休息、放鬆，以利於身體從疲勞狀態恢復到正常狀態。如旅遊、聽音樂、唱歌、跳舞，都是防止疲勞的良藥。

二、八防禦外感——四季養生

　　「所以一年之內，春防風，又防寒；夏防暑熱，又防因暑取涼，而致感寒；長夏防濕；秋防燥；冬防寒，又防風」。

　　一年之內季節不同，中醫養生家提出了不同的養生方法，如龔廷賢的順應自然養生法等，要注意防止不同的外

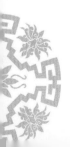

邪。

人是和自然界相適應的，四季變化的規律是大自然的客觀規律，不以人們的主觀意志為轉移，因而要按大自然變化規律，順其變化採取相應的養生方法。只有明白這個道理，人才能夠健康長壽。

如，春夏溫熱宜於養陽，秋冬涼寒宜於養陰。按季節來增減衣著，不可以暴增暴減衣物。

只求「風度」不求「溫度」，年輕人可能短時頂住，但時間稍長就會致病，中老年人尤不可取。

中老年人的衣著既要避風寒，又要防暑熱，千萬要小心調理。這是因為中老年人大多患有各種慢性疾病或老年性疾病，身體比較虛弱，應千方百計地防止發生各種外感病，以防因外感招致某些併發症，甚至出現意外。

一日之內，一早一晚氣溫也有差異，要根據溫度更替衣著。

下面詳細介紹根據四季的不同特點和容易，引發的疾病預防進行養生的方法。

（一）各季節養生要點

1. 春防風防寒

「虛邪賊風，避之有時」，這是《黃帝內經》中對人們的勸誡。春天的主氣是風。與「風」有關的疾病，在春季都容易發生，比如感冒、氣管炎、關節炎、各種慢性病等，因此，對於風邪要及時地躲避。春季氣溫一天相差十幾度是經常的事，還可能受到倒春寒的侵襲。因而在早春

還不要急於脫下冬裝，以「防寒」。

2. 夏防暑熱與貪涼

夏季是一年裏陽氣最盛的季節，氣候炎熱而生機旺盛。暑為夏季的主氣，是火熱之氣所化生的，是夏季獨特的氣候特徵。

中醫認為，暑為陽邪，其性升散，容易耗氣傷津。暑邪侵入人體，常見皮膚毛孔張開而多汗，出汗過多導致體液減少，就是傷津的主要原因。津傷時，即表現為口渴引飲、唇乾口燥、大便乾結、尿黃心煩、悶亂等症。如果不及時救治，毛孔開泄太過，傷津就會進一步發展，出現身倦乏力、短氣懶言等一系列症狀，甚至突然昏倒而致死亡。由此可見，夏季防暑不可等閒視之。

另外，汪綺石告誡人們在炎熱的夏天，不能只顧眼前舒服，過於避熱趨涼而引發疾病。

如在露天乘涼過夜，或飲冷無度，會導致體內中氣方虛，從而使暑熱與風寒的邪氣乘虛而入。在乘涼時，要特別注意蓋好腹部，古人流傳下來喜穿「兜肚」的習慣，實際上也是很符合養生之道的。

3. 長夏防濕

一年有四季，然而中醫將一年分為五季，並與五行相對應。長夏就是多出來的一季，是指夏秋之交的多雨季節，大約是在陰曆7月左右。濕為長夏的主氣。

在我國不少地方，尤其是南方，夏秋之交既炎熱又多雨，空氣中濕度很大，再加上外傷暴露、汗出沾衣、涉水

夏天應謹防冷氣病。所謂冷氣病，是指由於人們長久處在冷氣設備的環境下工作和生活時所患的一種疾病。

輕者表現為面部神經痛、下肢酸痛、乏力、頭痛、腰痛、容易感冒和不同程度的胃腸病等；重者還會出現皮膚病和心血管疾病。而在老年人中出現的各種症狀更加明顯。

謹防冷氣病的辦法有：室內外的溫差不宜太大，以不超過5℃為好。室內溫度不低於25℃。冷氣房裏不要長期關閉門窗，有條件時要常使室內空氣與外界空氣流通。當在室內感覺有涼意時，一定要站起來適當活動四肢和軀體，以加速血液循環。

如果是患有冠心病、高血壓、動脈硬化等慢性病的人，尤其是中老年人，不要長期呆在冷氣環境裏，患有關節痛的人也不要總在冷氣環境裏生活。

淋雨、居處潮濕等因素的影響，所以，這個季節中感受濕邪而發病的人是最多的。

濕為陰邪，容易損傷陽氣，尤其是損傷脾胃陽氣。一旦脾陽被濕邪所困阻，就可能導致脾氣不能正常運化而氣機不暢，臨床常見的症狀有脘腹脹滿、食慾不振、大便稀溏、四肢不溫。

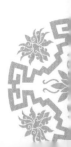

有些國家對兒童風濕病的研究證明，50％以上的患兒，是由於住在潮濕的屋內造成的。

尤其是脾氣升降失合後，水液隨之滯留，常見水腫形成。因此，在長夏一定要注意防濕，居室要做到通風、防潮、隔熱等。

4. 秋防燥

入秋以後，氣候乾燥，皮膚黏膜水分加速蒸發，身體容易出現燥熱情形，出現皮膚乾燥、咳嗽、喉嚨發炎、腫痛、口乾舌燥等症狀。因此秋季一定要注意「防燥」。而秋季盛產的蔬果不但新鮮，也是秋季保養的最佳食品。

足部保暖應做到三點：

一是要穿好鞋，防過緊、過鬆、過薄，襪子以保溫的棉襪為好。

二是平時多活動腳部，以促進局部血液循環。

三是每晚睡前用溫水泡腳（溫度以50～60℃為宜），能消除疲勞、禦寒防凍，促進睡眠。

5. 冬防寒防風

「寒從足起，風從肩俞、眉際而入。病者常護此二處，則風寒之乘於不意者少矣」。

冬季，風寒之邪最易侵襲人體。冬季一定要注意足部、肩與眉際的保暖，以「防寒，又防風」。

(二)四季飲食養生

順天之氣養生是許多中醫養生家包括後面提到的葉桂的養生精華，這裏一併介紹。

1. 春季飲食

我們知道春夏兩季天氣由寒轉暖，由暖轉暑，是人體陽氣生長的時候，所以應以調養陽氣為主。

① 春季適合少吃一些酸性食物，多吃一些甘平的食物。因為春天是肝旺之時，多吃酸性食物會使人的肝火偏亢，損傷脾胃，所以此時要多吃一些性味甘平，且富含蛋白質、糖類、維生素和礦物質的食物，如瘦肉、禽蛋、牛奶、蜂蜜、豆製品、新鮮蔬菜和水果等。

② 春季飲食應該以平補為原則，但是，早春仍有冬季的餘寒，要順應春升之氣，多吃些溫補陽氣的食物，如韭菜、大蒜、洋蔥、魔芋、大頭菜、香菜、生薑、蔥等。

③ 給大家介紹一個適合春季保健養生的食療方——蜜糖蒸蘿蔔。

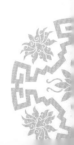

- **蜜糖蒸蘿蔔**

取大白蘿蔔1個，洗乾淨，削去外皮，挖空中心，裝入蜂蜜，置於碗中，隔水蒸熟。春天氣候多風容易感冒，經常吃就可以有效防治感冒、肺結核、咳嗽以及支氣管炎等病。

2. 夏季飲食

① 夏季人的飲食宜清淡，不可以過寒涼，夏季的解渴消暑食品，如西瓜、綠豆湯等不宜吃冰鎮的。

② 可以適當食用一些生薑、大蒜、辣椒等辛辣的食物，一是可以增強人體的陽氣，二是可以增加食慾，解除食慾不振，三是可以透過出汗達到散熱降溫的目的。適合夏季的食療方很多，如山楂冰糖粥。

- **山楂冰糖粥**

這款粥可以用來解暑氣。用生山楂加水煮成濃汁，去掉山楂的殘渣後加入到快熟的大米粥中，小火繼續煮粥，熟後加冰糖攪勻即成。

③ 陰曆7月前後的長夏要注意除濕氣。杏仁薏苡仁牛奶是一款非常適合除濕養顏的飲品。

- **杏仁薏苡仁牛奶**

將薏苡仁粉、杏仁粉和牛奶，加熱水，泡成香濃牛奶。有利濕通便、潤膚美白的功效。

④ 夏日的三伏天，每伏食附子粥或羊肉附子湯一次，配合夏季的天氣，可以壯人體之陽，獲得較好的效果。

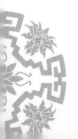

「冬病夏治」對於很多疾病的康復都有幫助。夏暑氣泄，胃氣虛弱者亦需補氣陰。

● 附子粥

取炮附子20克，炮薑30克，兩藥搗細，過籮為末，每次取10克，與粳米100克同煮為粥，食用的時候要空腹。這款粥主治脾胃虛寒，腹瀉，冷痢，飲食不下等病症。

● 羊肉附子湯

取炮附子15克，先煎30分鐘，加入焯好的羊肉500克，同燉至熟加適量食鹽，適用於面色淡白，手足發涼，小便清長，大便時稀，怕寒喜暖的陽虛體質。

3. 秋季飲食

① 秋燥易傷津液、易傷肺，故秋季宜多吃甘潤的食物，多吃蔬菜水果，常用的如芝麻、蜂蜜、梨、枇杷、柿子、甘蔗、香蕉、百合、銀耳、乳品等。
② 秋季可選用以下潤燥粥。

● 芝麻蜂蜜粥

先將芝麻炒熟，研成細末，待大米煮熟後，拌入芝麻、蜂蜜一同吃。這款粥適用於便秘、肺燥咳嗽、頭暈目眩的人食用。

● 胡蘿蔔粥

將胡蘿蔔用油煸炒後加大米和水煮粥。因胡蘿蔔中含

有胡蘿蔔素，人體攝入後可轉化為維生素A，有潤膚的作用，適用於皮膚乾燥、口唇乾裂的人食用。

4.冬季飲食

① 秋冬兩季，氣候逐漸變涼，是人體陽氣收斂、陰精潛於內之時，故應以保養陰精為主。

② 冬季是補腎的最佳時機，但需因人而異，飲食一般多選用滋陰潛陽、補腎填精、熱量較高的食物，如穀類、鱉、龜、木耳、龍眼、大棗、核桃肉、羊肉、牛肉、狗肉等。

③ 冬季可以喝一些有增強體質功效的養生保健粥；奶汁粥、雞汁粥就是不錯的選擇。

● 奶汁粥
先將大米煮粥，待粥將熟時，加入新鮮牛奶再煮片刻，早餐時食用即可。此粥有補虛損、潤五臟的功效。

● 雞汁粥
取適量的雞湯同大米一起煮粥，先用旺火煮沸，再用微火煮到粥稠。該粥有滋養五臟、補益氣血的功效。

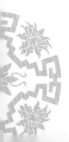

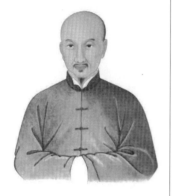

第十四章

葉桂養生之道──善調晚年

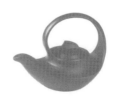

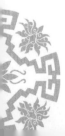

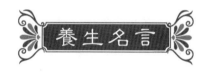

瞭解名醫

葉桂，字天士，號香岩，江蘇吳縣人，清代著名醫學家。大約生活於清朝康熙、乾隆年間（1666—1745年）。其祖父和父親皆精於醫。葉桂勤求古訓、博採眾方、虛心好學，聽說有一技之長的人，必執禮以師事之。10年間從師17人，因而學業大進，治病多奇中。所以在當時，他的聲名遠播，上至朝野，下至販夫走卒，遠至鄰省外地，成為當時實至名歸的名醫。

養生名言

夫腎為先天，坎中眞陽，內藏而主封蟄，奇經得司其間，沖陽起由前直。

——《三家醫案合刻》

脈神形色，是老年衰憊。無攻病成法，大意血氣有情之屬，栽培生氣而已。

——《臨證指南醫案》

這是清代著名醫家葉桂介紹中老年人的體質特點與相關疾病調養的兩段話。

體質是人群及人群中的個體在遺傳的基礎上，在環境的影響下，在生長、發育和衰老的過程中形成的結構、機

169

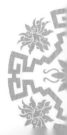

能和代謝上相對穩定的特殊狀態。這種特殊狀態往往決定著人生理反應的特異性及其對某種致病因數的易感性和所產生的病變類型的傾向性。明確和了解體質的意義，對疾病的診斷、治療、調養等有指導性的意義。

「體質」一詞，最早是葉桂開始使用的。他認為老年人體質的首要特點就在於腎氣虛，包括了腎陽虛、腎陰虛、腎氣衰和腎液耗等方面。老年的生理特點，就像日頭西斜時的陽光，溫暖卻不熾烈，也像秋天的江水，流動而又和緩。「非衰即少，非虛即虧」。

老年人虛損之證，主要表現為下元虧虛、精血耗竭，不同於一般的臟腑功能不足，所以不能使用尋常的草木之品治療。因為虛損之證，虛在精血，所以葉桂治療虛損病證是以大量的血肉有情之品填精補髓，培補肝腎之精血。血肉有情之品包括鹿茸、鹿角膠、龜板、龜板膠、紫河車、阿膠、鱉甲、牛乳、人乳、羊肉、鮑魚、淡菜、雞子黃，以及豬、牛、羊骨髓等。

養生之道——善調晚年

老年體質，多為精血虧虛，陽明脈衰。老年人生病多由陽化內風，久病入於八脈。因此針對老年體虛方面，補下元之虧時葉桂善用血肉有情之品，而補陽明之虛時力求通補。他還注意到老年人會出現體虛不能耐受藥物攻伐的情況，所以一方面用藥時注意忌剛用柔；另一方面注意調養久病之體，節制飲食，調暢神志，謹防勞累。

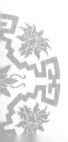

一、補腎養胃

在我國歷史上，曾有「神仙服餌」的方士，多用金石之品進補。這股風氣在魏晉時期尤其興盛，而且一直延續到唐宋時期。

這些人想要利用金石的燥熱之性來達到強陽而延年的目的，但結果適得其反。直至清代，葉桂在彙聚前人經驗的基礎上，開始正式提出補腎填精最好用血肉有情之品以及養胃健脾應以柔潤養胃為法的理論，並把它貫徹到其理虛養生實踐中，自成特色。

1. 應用「血肉有情之品」補腎填精

「血肉有情之品」即是動物藥（食）（以脊椎動物、有血動物為主）中具有滋補強壯、填精益血等不同功效的藥物，如阿膠、鹿角、鹿茸、鹿膠、羊肉、紫河車、龜板、人乳、雞蛋，以及牛、羊、豬脊髓等，具有補充人體五臟的物質虧損、增強機能活動、改善衰弱狀態的功能。

如鹿角味鹹、性溫，有補腎陽、益精血、強筋骨、調沖任、固帶脈的功效。其補火助陽而不燥烈，補益精血而不滋膩，故常用於陽衰精虧的男性性功能減退等病症；也適合於病後、術後、產後調理的患者和慢性虛弱性疾病的患者；當然，更適合用於養生延年和亞健康的人群；而陰虛火旺的人則要慎用。

2. 採用甘涼濡潤、清養胃陰的方法對老年人進行調養

脾胃同居中焦，為後天之本、氣血生化之源。老年人「陽明之脈多衰」，消化功能不足，所以老年人飲食應清淡，戒除酒肉厚味。老年人多有胃陰虧虛、燥熱未清，所以在藥食調理時，宜使用甘涼濡潤法。甘涼可以解燥熱，濡潤可以養胃陰，達到清養胃陰的目的，常用的藥物有北沙參、麥冬、石斛、玉竹、天花粉、生甘草、蔗汁等，也可以使用粳米、糯米、南棗等甘平益胃，補益脾氣。

3. 老年人神傷思慮，多有肝氣鬱結的表現

常用阿膠、生地黃、白芍等以養肝柔肝，並用人參、麥冬、知母、粳米、秫米、茯苓、小麥、南棗等益胃養胃。

4. 在飲食調養的同時，重視「忌口」

實踐證明，「忌口」是科學的。人們平時食用的魚、肉、雞、蛋、蔬菜、瓜果、醬、醋、茶、酒等普通食物，也都具有各自的性能，對疾病和藥物治療均能產生一定的影響。

患有疾病就需要忌口。如，

● 感冒患者就應以清淡飲食為主。

● 胃腸道疾病患者應以易消化的食物為主，忌食很難消化及辛辣刺激性食品。

● 肝癌患者忌食油炸食品和酒。

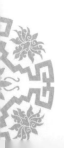

　　「忌口」的選擇，要根據食物本身的四氣五味和歸經，結合個人體質、疾病情況及天時氣候、地理環境、生活習慣諸多因素來實行。中醫的治療原則是「寒者熱之、

　　營養學家認為，發物可刺激機體產生激發反應，會引起疾病復發或加重疾病。發物按其性能分為六類。

　　一為發熱之物，薤（即蕎頭）、薑、花椒、胡椒、羊肉等，陰虛火旺體質的人要慎用。

　　二為發風之物，如蝦、蟹、香蕈、雞、鵝、雞蛋等，諸如過敏體質與絕大多數皮膚患者要慎用。

　　三為發濕熱之物，如柑，橘、飴糖、糯米、米酒等，身體肥胖的痰濕體質就要慎用。

　　四為發冷積之物，如西瓜、梨、柿、冰水等各種生冷之品，脾胃虛弱的陽虛體質應慎用，特別是慢性結腸炎等大便稀溏的患者應禁食。

　　五為發動血之物，如海椒、慈菇、胡椒等，虛火旺體質的人一定要「忌口」。

　　六為發滯氣之物，如芋頭、羊肉、蓮子、芡實等，對於實證病人應慎用，尤其是高血脂，高熱的病人。

熱者寒之」，根據疾病的寒熱屬性選擇食物或忌口。葉桂說「食物宜節氣」、「慎食物氣」，但並非強調一切「發物」都不可食，而是在進行日常飲食調養與疾病治療時，一定要「辨證」吃東西。

二、調神防勞

老年人在精神調攝方面，要開懷靜養；在運動方面，要注意動而不疲，謹防勞累。

1. 老年人心理調節

老年人氣血陰陽並損，對刺激的承受能力差，所以最容易被情緒所傷，而引起臟腑的疾病。老年人要善於控制情緒，做到情緒穩定，避免受到七情的損害。如久別親人，突然相逢時，由於過度興奮，可突發腦溢血，帶來「樂極生悲」的後果。暴怒之下，也容易突發疾病。如觀

研究證明，失落、孤獨、氣怒、悲觀等不良情緒長期刺激個人，將導致食慾減退、睡眠不好、免疫機能下降、老年性疾病加重，尤其是老年人最常見的心腦血管疾病等不良後果。因此，老年人一定要保持心態平衡，情緒穩定，待人接物應豁達大度，說話行事要光明磊落，想得開，少生氣。

老年人如何掌握運動量？

老年人可以根據身體運動後的三個反應來掌握運動量。

1. 酸加

老年人的身體不如年輕人，在鍛鍊初期常會出現肌肉酸痛的感覺。這是在運動後肌肉中代謝產物——乳酸積累過多，刺激神經末梢而引起的一種正常的生理反應。只要做到循序漸進地鍛鍊，使肌肉有適應的過程，肌肉結締組織逐步完善，酸楚感就會逐漸減輕或消失。這時運動量就可以逐漸加大。

2. 痛減

有些老年人自身患有各種老年性疾病，如腰腿痛、頸椎病、肩周炎等，在運動後常出現局部疼痛並有逐漸加重感。

出現這種情況則說明身體某一部分肌肉或肌腱有隱性炎症反應。此時運動量應減少、減輕，以免炎症擴大。

3. 麻停

在運動鍛鍊中，某一部分機體可能會出現麻木不適的感覺。這是局部神經受壓的徵兆，也是鍛鍊方法不當的反應。

此時應立即停止運動，查找原因，並改換鍛鍊方式或項目。

看一場電視轉播的緊張球賽，也可能因激動而發生意外。所以，老年人一定要胸懷開闊，才能益壽延年。

很多人都是由於內傷七情等精神因素引發疾病的。所以對於肝氣鬱積、肝風動火、肝胃不和的老年病人，應告訴他利害，進行心理疏導，往往會收到良好的效果。

2. 老年人運動保健

古人非常重視運動保健，「動則不衰」是中華民族養生、健身的傳統觀點。但老年人積勞內傷者甚多，所以要「節勞」，可以選擇一些動而不疲、勞而不倦的鍛鍊方法，以免過勞傷氣、積勞傷脾、勞神傷心。

老年人參加鍛鍊要量力而行，不論進行何種鍛鍊，運動量都不應大，更不能蠻幹，呼吸一定要保持均勻、自然，決不能憋氣，如感到有胸悶、頭暈、眼花或心跳過速等反常現象，應立即停止活動，千萬不能硬撐。

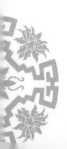

第十五章

曹慈山養生之道——積極有為

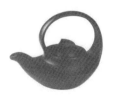

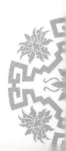

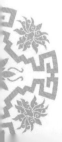

瞭解名醫

曹慈山（約1699—1790 年），字廷棟，號六圃，浙江省杭州人。他是清代乾隆年間頗負盛名的文苑俊秀，也是一位造詣很深的養生學家。他生活於康熙、雍正、乾隆三朝，正值清朝鼎盛時期。他一生居家博覽群書，對經學、史學、醫學、辭章、考據之學，無不廣泛涉獵。他寫的《宋百家詩存》及講經各種，都被收入《四庫全書》。

儘管他學問淵博，卻從不追名逐利，極少與達官貴人交往，故聲名寂靜無聞。

據其外甥金安清介紹，曹慈山自幼羸弱多病，患有肺結核。鑒於身體虛弱，他便長期潛心於攝生研究，精於頤養之道，故能獲享高壽，活了九十多歲。

曹慈山在七十五 歲時，總結自己的養生經驗，寫成了《老老恒言》。此書是根據自己的切身體驗，從老年人的心理、生理特點出發，涉及日常的衣食住行各個方面，廣泛而深入地講述老年的養生之法。既是曹慈山攻讀歷代養生文獻所獲心得體會的綜述，又是防病健身和頤養天年的經驗總結。

養生名言

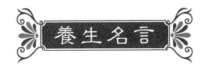

心不可無所用，非必如槁木，如死灰，方為養生

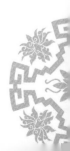

之道。靜時固戒動，動而不妄動，亦靜也，道家所謂不怕念起，惟怕覺遲。至於用時戒雜，雜則分，分則勞，惟專則雖用不勞，志定神凝故也。

——《老老恒言‧燕居》

筆墨揮灑，最是樂事，素善書畫者，興到時，不妨偶一為之。書必草書，畫必蘭竹，乃能縱橫任意，發抒性靈，而無拘束之嫌。

——《老老恒言‧消遣》

清代著名養生學家曹慈山的《老老恒言》是非常著名的養生書籍。

第一段的意思是說心不可沒有所用之處，養靜固然為養生的首要任務，但不是一定要安靜得像枯木、死灰。人需要靜時固然要戒動，如果動了，只要不是妄動，也可稱為靜。

道家所說的不怕人有念生起，只怕人覺悟得遲。至於用心的時候一定要注意不可雜，那是因為事情雜了就要分散精力，分散精力就會使人覺得疲勞。只要專心一致，即使用了心，也不覺得疲勞，這是志定神凝的緣故。

第二段的意思是說寫字作畫是人生最快樂的事情。平素善於書畫的老年人，興趣來了時不妨寫寫畫畫。曹慈山認為書法必須寫草書，繪畫必須畫蘭、竹，這樣才能縱橫揮灑，任意而為，抒發自己的性靈，而沒有拘束。

曹慈山是一位非常重視老人養生並且善於調養老人的學者。他把老有所學、老有所為作為老人養生的一項重要內容。其實在中國醫學史上，儘管歷代養生家都十分強調

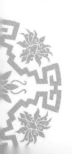

清心寡慾、恬淡虛無，但這決不意味著他們主張超塵出世、逃避現實。

事實上，精神上的安分健康與積極有為的人生態度並不矛盾。一個人若能有所作為，有所貢獻的話，不但有益於社會和他人，同時也有利於自我身心健康。

我國是一個發展中的老齡化人口大國。據「中國消費者報」報導：國家統計局資料顯示，全國60歲以上人口為1.3億，占總人口的比例已達到10%。按照國際通行的標準，即按國際慣例，60歲以上為老年人，老年人占人口比例達到10%以上即開始進入老齡時代，中國已正式進入老齡社會。

另據中國老年科研中心公佈的一項調查顯示，目前全國約有1000萬80歲以上高齡老人需要照顧。而在被調查的城市老人中，98%的老人依靠自我養老。

在這種情況之下，曹慈山的養生經驗就更值得各位老人學習了。他認為一個人只要對養生重視，珍惜生命，保養得法，調理有術，就可以健康長壽。

養生之道——積極有為

老年人保持積極有為的心態，對於長壽養生有很大幫助。一方面調整心態，老有所為，人才能積極養生；另一方面，堅持施行鍛鍊坐、立、臥導引法，也可以益壽延年。

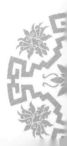

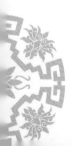

一、老有所爲積極養生

中老年人的身體機能雖然發生了一些變化，但必須要保持一種人老心不老的心態，不斷煥發年輕人的朝氣，對生活充滿樂趣，才能延年益壽。

曹慈山防止中老年人不良心理的秘訣是「興趣廣博勤涉獵，月有所學心不老」。他主張老年人應注重培養多方面的興趣愛好，讓精神有所寄託。

他本人的興趣愛好就非常廣泛。他善書畫，認為寫字作畫是人生最快樂的事情，並且書法必寫草書，作畫必畫蘭竹，為的是能縱橫任意，抒發性靈，使自己的心靈無拘無束。他喜觀弈聽琴，認為「棋可消遣」、「琴能養性」，但不可沉迷，因為棋易動心火，琴易磨指甲，不利於老人養生。他愛好種植花木，不求名貴，只要四季都有就好。他還喜歡養魚，每日觀看魚兒浮沉旋繞，樂魚之樂，更是令人心曠神怡。

曹慈山不僅興趣廣泛，而且學而不厭。他75歲以後，經史子集的書無所不讀，養生保健的書無不仔細鑽研。

《老老恆言》中說，學習不能因衰老而荒廢，流覽書冊，可以藉以遣閑，所以他終日盤桓，不離書室。他自己常常吟詩作賦，為的只是借此抒發情懷；寫字作畫，為的是保持聰敏；奏樂鼓琴，為的是愉悅心志；揮筆著書，為的是延緩大腦思維的衰退。

1999年世界衛生組織總幹事發起「積極老齡化全球行動」，所謂「積極」，是指老年人不斷參與社會、經濟、

文化、精神和公民事務，而不僅僅指身體的活動能力或參加體力勞動的能力。

其目的在於使人們認識到自己能夠發揮體力、社會、精神等方面的潛能，按自己的權利、需求、愛好、能力參與社會活動，並得到充分的保護、照料和保障。積極老齡化的意義還在於改變人們對「老」的看法，改變傳統觀點中「老而無用」等歧視老人的消極狀態。

現代觀點認為：老人應老有所養，是指老人不但要養身，更要注意養心；老有所學，是指既充實生活內容又與時俱進地發展自我，既滿足老人終身學習的權利，又有利於提高老人的心智功能；老有所為，是指盡力參與到社會生活中，同時社會也盡可能按老年人的個人需要、能力和選擇，提供其參與社會與展現自我的舞臺；老有所樂，是指老年人只要無所憂、無所畏、無所愁，充實了精神世界，豐富了精神文化生活，就能感受到幸福快樂。老人如果做到了這些，一定會身心愉快，健康長壽。

原上海師範大學藝術系教授黃若舟，是「漢字快寫法」和「書畫緣」的創始人。黃老在90歲以前沒有住過醫

研究表明：興趣廣泛的老年人，如果善於學習，就能使生活過得充實而有意義；如果老年人能保持一顆童心，就能延緩機體功能下降，減少慢性病，並能促進社會交流，有利於老年人的身心健康。

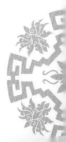

院，而且身體硬朗。有位醫生說他的生理年齡要比他的自然年齡年輕20歲。更令人讚歎的是，在他80歲高齡時，以驚人的毅力，歷時10年，創造出前無古人的一種新的藝術樣式——「書畫緣」。

在談及自己健康長壽的原因時，黃老說，一個人的健康長壽與精神狀態很有關係，對事業的追求能使人精神振奮、心情愉快。年齡大了，創造力不一定下降，多動腦、學到老，是生活樂趣所在，也是健康長壽的一個秘訣。

二、導引健身術延年

曹慈山很重視老年健身導引功的鍛鍊。在《老老恒言》中他重點提到兩個方面的健身鍛鍊對老年非常有益。

一是散步

普通的散步也分具體的幾種方法和注意事項，如，飯後緩行散步法，可以促進消化，增強胃腸吸收功能；徐徐行走散步法，選擇天氣晴朗之日，與二三老友，慢步鍛鍊，可以增強體力、愉悅心情，注意不要過於疲勞。

二是「導引術」

老年人久坐、久臥在所難免，所以必須輔以導引諸法。《老老恒言》的導引篇中，介紹了幾種很適合於老年人操練的氣功導引術式，如八段錦、華佗五禽戲、婆羅門十二法、天竺按摩訣之類。曹慈山說，此功法能夠宣暢氣血，舒暢筋骸，有益而無損。他選擇適合老年人做的運動，自行創立了一套簡便易行的導引方法，有臥功、立功及坐功三種方法，對老年人養生保健也很實用。

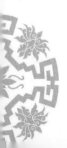

　　現代研究證明，老年人在早起之前先在床上練習導引術，活動一下筋骨血脈，然後再緩慢地起床，對防止發生中風等意外情況很有好處。

1. 臥　式

　　臥功適合於老人早起之前在床上操練。老年人一般都醒得很早，醒後不要立即起床，應在床上躺一會兒，這時臟腑及周身如果有病痛或不舒適之處，就會立即感覺出來。所以起床之前最好先練練導引術。其具體的導引術如下。

　　仰臥，伸兩足，豎足趾，伸兩臂，伸十指，俱用力向下，左右連身，牽動數遍。

　　仰臥，伸左足，以右足屈向前方，兩手用力攀至左邊，一直攀至脇部；攀左足與上相同，輪流進行。

　　仰臥，豎兩膝，膝頭相併，兩足向外，以左右手各攀左右足，用力向外，做數遍。

　　仰臥，伸左足，豎右膝，兩手兜住右足底，用力向上，膝頭至胸；兜左足，與上相同，輪流進行。

　　仰臥，伸兩足，兩手握大拇指，頭放在枕頭上，兩肘放在床席上，微微舉腰，搖動數遍。

2. 立　式

　　所謂立功，就是站立姿勢練習。老年人及中青年人都

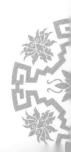

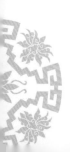

可以做，工作及課餘時間也可以操練。它能使人消除疲勞，恢復精力。在這裏介紹幾種具體的立功術式。

正立，兩手叉向後，舉左足空掉（懸空擺動）數遍；掉右足與左相同，輪流進行。

正立，仰面昂胸，伸直兩臂，向前，開掌相併，抬起，如抬重物，高度到頭部，做數遍。

正立，伸開手掌，一臂挺直向上，如托重物，一臂挺直向下，如壓重物，左右手輪流進行。

3. 坐　式

坐功導引術可在每天晚上睡之前一個多小時內靜坐操練，有助於安眠，並能提高睡眠品質。

跌坐，即盤腿而坐，擦熱兩掌，作洗臉狀，眼眶、鼻梁、耳根，各處都要周到，直到面覺微熱為度。

跌坐，伸腰，兩手掌掌心向上，挺肘用力，一齊向上，如托百鈞重物，做數遍。

跌坐，伸膝，兩手放置膝上，以腰前扭後扭，復左右側扭，全身著力，互相輪流進行，不計數遍。

跌坐，伸腰，兩手伸開手掌，十指相叉，兩肘拱起，掌按胸前，反掌推出，正掌挽回，做數遍。

跌坐，兩手握大拇指成拳狀，反後捶背及腰，又向前左右交捶臂及腿，直到舒適輕快為止。

跌坐，兩手按膝，左右肩前後交替扭動，如轉轆轤，令骨節俱響，直到背部微熱為止。

上面介紹的這些活動方法活動幅度較小，在室內做即可，很適合老年人健身。只要每日堅持，長年不斷，就可

以健康長壽。

曹慈山在《老老恒言》中介紹的關於老年人養生的觀點和方法，在我國社會進入老齡化的今天，更具有現實的指導意義。用曹慈山引宋代學者程頤的話說，老年人就像一個火爐子，放在風中燃料很快燒完，放在密室內則可維持很長時間，所以，老年人養生的關鍵在於保養，只要保養得好，自然可以延年益壽。

現代研究亦認為老年人健身運動起點強度應以輕度活動即低能量運動為主。相反，過分的運動會使人體的免疫功能受到傷害。

例如人體內有一種自然殺傷細胞（NK細胞），這種細胞是抵抗病毒性疾病的第一道防線，在抵抗癌症中也起到重要作用。當機體長時間運動至力竭時，NK細胞數及其活性均明顯下降。有學者研究發現，馬拉松運動員在跑後1.5小時內，體內NK細胞活性會下降30.7％。另外人體有一種免疫細胞叫T淋巴細胞，是體內防止癌變和其他許多疾病的防護系統，國外研究證實人在不當運動之後，T淋巴細胞的增殖應答減少，功能降低。

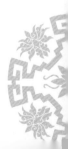

參考文獻

[1] 後漢書. 范曄. 北京：中華書局，1973 年

[2] 傷寒論. 漢・張仲景撰，錢超塵等整理.北京：人民衛生出版社，2005年

[3] 金匱要略. 漢・張仲景撰，何任等整理.北京：人民衛生出版社，2005年

[4] 抱朴子內篇校釋. 王明. 北京：中華書局，2007 年

[5] 千金方. 唐・孫思邈撰，劉清國等校注. 北京：中國中醫藥出版社，1998 年

[6] 脾胃論. 金・李東垣撰，文魁等整理.北京：人民衛生出版社，2005年

[7] 格致餘論. 元・朱震亨撰，施仁潮整理.北京：人民衛生出版社，2005年

[8] 壽世保元. 明・龔廷賢撰，孫玉信，朱平生等點校.上海：第二軍醫大學出版社，2006年

[9] 醫學入門. 明・李梴撰，田代華等整理. 北京：人民衛生出版社，2006 年

[10] 本草綱目（上下冊）.明・李時珍撰. 北京：人民衛生出版社，2005 年

[11] 理虛元鑒. 明・汪綺石撰，譚克陶，周慎整理. 北京：人民衛生出版社，2005年

[12] 景岳全書. 明・張介賓撰，李繼明整理. 北京：人民衛生出版社，2007 年

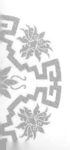

［13］類經. 明・張介賓撰，孫國中，方向紅點校. 北京：學苑出版社，2005 年

［14］萬氏家傳養生四要. 明・萬全撰，羅田縣衛生局校注. 武漢：湖北科學技術出版社，1984年

［15］葉天士醫案大全. 清・葉天士撰，潘華信校. 上海：上海中醫藥大學出版社，1994年

［16］老老恒言. 清・曹庭棟撰，王振國等整理. 北京：人民衛生出版社，2006年

［17］中國氣功大成. 方春陽. 長春：吉林科學技術出版社，1989 年

［18］健身氣功・五禽戲. 國家體育總局健身氣功管理中心編. 北京：人民衛生出版社，2003年

［19］健身氣功・八段錦. 國家體育總局健身氣功管理中心編. 北京：人民衛生出版社，2003年

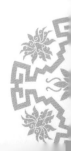

養生保健
古今養生保健法 強身健體增加身體免疫力

1 醫療養生氣功
醫療養生氣功
定價250元

2 中國氣功圖譜
中國氣功圖譜
定價250元

3 少林醫療氣功精粹
少林醫療氣功精粹
定價250元

4 龍形實用氣功
龍形實用氣功
定價220元

5 魚戲增視強身氣功
魚戲增視強身氣功
定價220元

7 道家玄牝氣功
道家玄牝氣功
定價200元

8 仙家秘傳祛病功
仙家秘傳祛病功
定價160元

9 少林十大健身功
少林十大健身功
定價180元

10 中國自控氣功
中國自控氣功
定價250元

11 醫療防癌氣功
醫療防癌氣功
定價250元

12 醫療強身氣功
醫療強身氣功
定價250元

13 醫療點穴氣功
醫療點穴氣功
定價250元

14 中國八卦如意功
中國八卦如意功
定價180元

15 正宗馬禮堂養氣功
正宗馬禮堂養氣功
定價420元

16 秘傳道家筋經內丹功
秘傳道家筋經內丹功
定價300元

17 三元開慧功
三元開慧功
定價250元

18 防癌治癌新氣功
防癌治癌新氣功
定價180元

19 禪定與佛家氣功修煉
禪定與佛家氣功修煉
定價200元

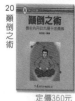
20 顛倒之術
顛倒之術
定價360元

21 簡明氣功辭典
簡明氣功辭典
定價360元

22 八卦三合功
八卦三合功
定價230元

23 朱砂掌健身養生功
朱砂掌健身養生功
定價250元

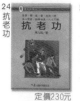
24 抗老功
抗老功
定價230元

25 意氣按穴排濁自療法
意氣按穴排濁自療法
定價250元

27 健身祛病小功法
健身祛病小功法
定價200元

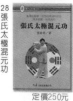
28 張氏太極混元功
張氏太極混元功
定價250元

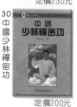
30 中國少林禪密功
中國少林禪密功
定價200元

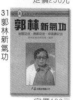
31 郭林新氣功
郭林新氣功
定價400元

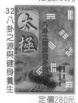
32 八卦之源與健身養生
八卦之源與健身養生
定價280元

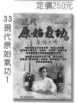
33 現代原始氣功1
現代原始氣功1
定價400元

34 養生開脈太極
養生開脈太極
定價300元

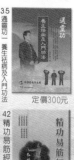
35 通靈功一養生祛病及入門功法
通靈功一養生祛病及入門功法
定價300元

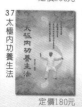
37 太極內功養生法
太極內功養生法
定價180元

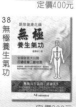
38 無極養生氣功
無極養生氣功
定價200元

39 氣的實踐小周天健康法
氣的實踐小周天健康法
定價200元

40 達摩易筋經+DVD
達摩易筋經+DVD
定價350元

41 達摩洗髓經+DVD
達摩洗髓經+DVD
定價400元

42 精功易筋經
精功易筋經
定價200元

太極武術教學光碟

太極功夫扇
五十二式太極扇
演示：李德印 等
(2VCD)中國

夕陽美太極功夫扇
五十六式太極扇
演示：李德印 等
(2VCD)中國

陳氏太極拳及其技擊法
演示：馬虹(10VCD)中國
陳氏太極拳勁道釋秘
拆拳講勁
演示：馬虹(8DVD)中國
推手技巧及功力訓練
演示：馬虹(4VCD)中國

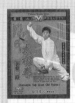
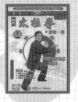

陳氏太極拳新架一路
演示：陳正雷(1DVD)中國
陳氏太極拳新架二路
演示：陳正雷(1DVD)中國
陳氏太極拳老架一路
演示：陳正雷(1DVD)中國
陳氏太極拳老架二路
演示：陳正雷(1DVD)中國
陳氏太極推手
演示：陳正雷(1DVD)中國
陳氏太極單刀・雙刀
演示：陳正雷(1DVD)中國

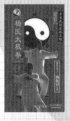

楊氏太極拳
演示：楊振鐸
(6VCD)中國

本公司還有其他武術光碟
歡迎來電詢問或至網站查詢
電話：02-28236031
網址：www.dah-jaan.com.tw

原版教學光碟

國家圖書館出版品預行編目資料

中醫名家養生秘方 / 章文春　胡素敏　主編
　　——初版，——臺北市，大展，2010〔民99.10〕
　　　面；21公分 ——（健康加油站；43）
　　　ISBN　978－957－468－774－9（平裝）
1.中醫　2.中醫理論　3.養生
413.21　　　　　　　　　　　　　　　99015104

中醫名家養生秘方

主　　編/章文春　　胡素敏
責任編輯/陳燕杰
發 行 人/蔡森明
出 版 者/大展出版社有限公司
社　　址/台北市北投區（石牌）致遠一路2段12巷1號
電　　話/（02）28236031・28236033・28233123
傳　　眞/（02）28272069
郵政劃撥/01669551
網　　址/www.dah-jaan.com.tw
E－mail／service@dah-jaan.com.tw
登 記 證/局版臺業字第2171號
承 印 者/傳興印刷有限公司
裝　　訂/建鑫裝訂有限公司
排 版 者/弘益電腦排版有限公司
授 權 者/化學工業出版社
初版1刷/2010年（民99年）10月

定　價/180元

●本書若有破損、缺頁請寄回本社更換●

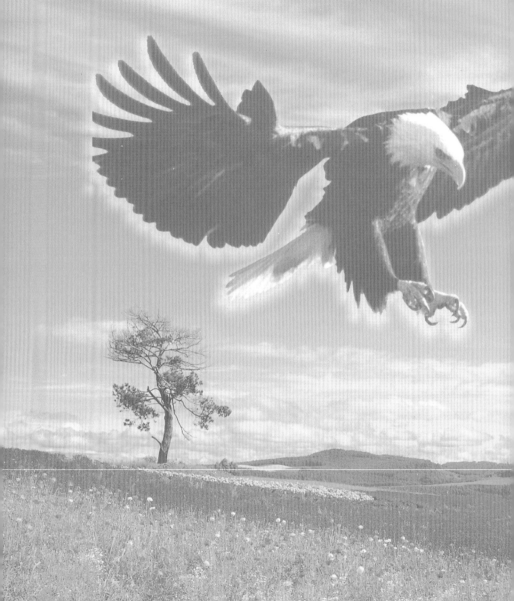

大展好書　好書大展
品嘗好書　冠群可期

大展好書　好書大展
品嘗好書　冠群可期